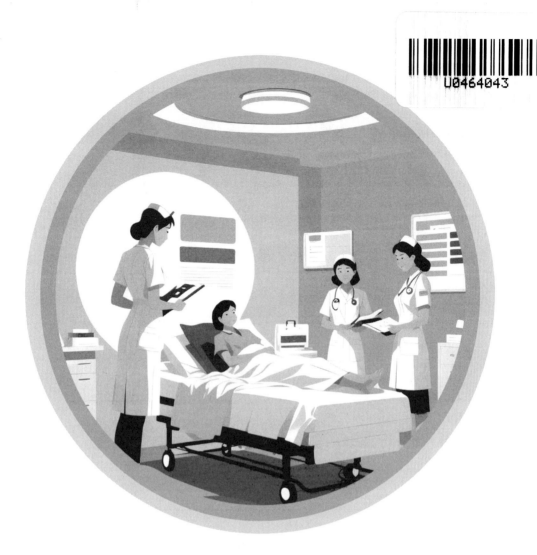

主 编◎王 娟 王炫力 孙 攀

副主编◎仲丽琼 熊丽华 张诗悦 王庆天

妇科常见疾病
护理查房精要

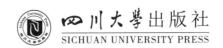
四川大学出版社
SICHUAN UNIVERSITY PRESS

图书在版编目（CIP）数据

妇科常见疾病护理查房精要 / 王娟，王炫力，孙攀
主编 . -- 成都：四川大学出版社，2025. 6. --（专业
护理系列丛书）. -- ISBN 978-7-5690-7745-2

Ⅰ . R473.71

中国国家版本馆 CIP 数据核字第 2025DH6023 号

书　　名：妇科常见疾病护理查房精要
　　　　　Fuke Changjian Jibing Huli Chafang Jingyao
主　　编：王　娟　王炫力　孙　攀
丛 书 名：专业护理系列丛书

选题策划：倪德君
责任编辑：倪德君
责任校对：张　澄
装帧设计：裴菊红
责任印制：李金兰

出版发行：四川大学出版社有限责任公司
　　　　　地址：成都市一环路南一段 24 号（610065）
　　　　　电话：（028）85408311（发行部）、85400276（总编室）
　　　　　电子邮箱：scupress@vip.163.com
　　　　　网址：https://press.scu.edu.cn
印前制作：四川胜翔数码印务设计有限公司
印刷装订：成都市川侨印务有限公司

成品尺寸：185mm×260mm
印　　张：11.5
字　　数：279 千字

版　　次：2025 年 6 月 第 1 版
印　　次：2025 年 6 月 第 1 次印刷
定　　价：68.00 元

扫码获取数字资源

四川大学出版社
微信公众号

前　言

　　妇科疾病是影响女性生殖健康和生活质量的重要因素，其诊疗与护理需要结合医学专业知识、人文关怀及个性化服务理念。随着医学技术的进步和护理理念的革新，妇科护理已从传统的症状管理转向以患者为中心的全周期、多维度照护模式。在此背景下，护理查房作为临床护理的核心环节、临床实践与教学的重要纽带，是提升护理质量、保障患者安全、促进团队协作的重要途径。

　　编写本书的初衷，是帮助护理同仁在查房过程中快速聚焦关键问题，优化护理决策，提升对复杂病情的综合应对能力。此外，书中特别强调了"以患者为中心"的护理思维，倡导在关注疾病的同时，重视患者的心理需求、社会支持及长期健康管理，从而推动妇科护理从"疾病照护"向"全人关怀"的跨越。

　　本书聚焦妇科常见疾病的护理查房实践，针对妇科炎性疾病、子宫内膜异位症、生殖器发育异常、盆底功能障碍性疾病、子宫良恶性肿瘤、卵巢良恶性肿瘤、生殖内分泌疾病、妇科常见急腹症等典型病种，结合临床典型病例，系统梳理护理评估、病情观察、围术期管理、并发症防控、健康指导及心理支持等核心要点。在编写过程中，我们力求内容的准确性和实用性，结合了最新的临床指南和研究成果。

　　我们深知，妇科护理的探索永无止境，书中内容难免存在疏漏与不足，恳请读者提出宝贵建议，共同推动妇科护理向更科学、更人文的方向迈进。在未来的医疗实践中，我们期待护理同仁能够运用本书中的知识和技能，为妇科患者提供更加专业、细致和个性化的护理，共同推动妇科护理事业的发展，为女性健康保驾护航。

目　　录

第一章　宫颈炎查房精要……………………………………………………………（ 1 ）

　　病例 1　急性宫颈炎 ……………………………………………………………（ 2 ）

　　病例 2　慢性宫颈炎 ……………………………………………………………（ 6 ）

第二章　盆腔炎性疾病查房精要……………………………………………………（ 9 ）

　　病例 1　输卵管脓肿 ……………………………………………………………（ 10 ）

　　病例 2　盆腔结核 ………………………………………………………………（ 14 ）

第三章　子宫内膜异位症与子宫腺肌病查房精要…………………………………（ 19 ）

　　病例 1　子宫内膜异位症 ………………………………………………………（ 20 ）

　　病例 2　子宫腺肌病 ……………………………………………………………（ 25 ）

第四章　生殖器发育异常查房精要…………………………………………………（ 31 ）

　　病例 1　先天性无阴道 …………………………………………………………（ 32 ）

　　病例 2　46，XY 性发育异常 …………………………………………………（ 36 ）

第五章　盆底功能障碍性疾病及生殖器损伤查房精要……………………………（ 39 ）

　　病例 1　子宫脱垂 ………………………………………………………………（ 40 ）

　　病例 2　压力性尿失禁 …………………………………………………………（ 46 ）

　　病例 3　直肠-阴道瘘 …………………………………………………………（ 51 ）

第六章　外阴肿瘤查房精要…………………………………………………………（ 55 ）

　　病例 1　外阴良性肿瘤 …………………………………………………………（ 56 ）

　　病例 2　外阴鳞状上皮内病变 …………………………………………………（ 60 ）

　　病例 3　外阴鳞状细胞癌 ………………………………………………………（ 63 ）

第七章　宫颈肿瘤查房精要…………………………………………………………（ 69 ）

　　病例 1　宫颈鳞状上皮内瘤变 …………………………………………………（ 70 ）

　　病例 2　宫颈癌 …………………………………………………………………（ 73 ）

第八章　子宫体肿瘤查房精要………………………………………………………（ 79 ）

　　病例 1　子宫肌瘤 ………………………………………………………………（ 80 ）

　　病例 2　子宫内膜癌 ……………………………………………………………（ 84 ）

　　病例 3　子宫肉瘤 ………………………………………………………………（ 88 ）

第九章 卵巢肿瘤查房精要…………………………………………………（93）

　　病例1 卵巢纤维瘤…………………………………………………（94）

　　病例2 卵巢畸胎瘤…………………………………………………（98）

　　病例3 卵巢透明细胞癌……………………………………………（102）

　　病例4 卵巢浆液性癌………………………………………………（107）

　　病例5 卵巢转移性肿瘤……………………………………………（111）

第十章 妊娠滋养细胞疾病查房精要………………………………………（115）

　　病例1 葡萄胎………………………………………………………（116）

　　病例2 妊娠滋养细胞肿瘤…………………………………………（120）

第十一章 肿瘤放化疗护理查房精要………………………………………（125）

　　病例1 肿瘤化疗……………………………………………………（126）

　　病例2 肿瘤放疗……………………………………………………（131）

第十二章 生殖内分泌疾病查房精要………………………………………（137）

　　病例1 多囊卵巢综合征……………………………………………（138）

　　病例2 功能失调性子宫出血………………………………………（142）

　　病例3 无排卵性异常子宫出血……………………………………（145）

第十三章 计划生育查房精要………………………………………………（149）

　　病例1 输卵管积水…………………………………………………（150）

　　病例2 子宫内膜异位症……………………………………………（154）

　　病例3 手术流产……………………………………………………（157）

　　病例4 药物流产……………………………………………………（161）

第十四章 妇科常见急腹症查房精要………………………………………（165）

　　病例1 异位妊娠破裂出血…………………………………………（166）

　　病例2 卵巢囊肿蒂扭转……………………………………………（170）

　　病例3 卵巢囊肿破裂………………………………………………（174）

第一章　宫颈炎查房精要

病例 1 急性宫颈炎

一、病史汇报

现病史：患者女性，28 岁，已婚。因"白带增多、脓性，伴有腰背痛、盆腔下坠感及尿频、尿急 3 天"于门诊治疗。患者平素月经规律，行经 7 天，周期 30 天，经量正常，无痛经。生命体征：体温 36.1℃，心率 68 次/分，呼吸 20 次/分，血压 114/61mmHg。

既往史：一般情况良好，无病毒性肝炎、结核或其他传染病史，无过敏史，无输血史，无外伤史，无特殊疾病史，家族遗传病史无特殊。

婚育史：已婚，顺产次数 1，流产次数 0，剖宫产次数 0，宫外孕次数 0。

辅助检查：

实验室检查：白带检查见大量白细胞。

病原学检查：宫颈分泌物涂片检查示革兰阴性双球菌（淋病奈瑟球菌）阳性。

专科查体：已婚已产式。外阴发育正常。阴道通畅，无畸形，黏膜色泽正常，内有大量脓性分泌物。宫颈肥大，光滑，充血，宫颈管内无出血。宫体前位，形态大小正常，质中，表面光滑，无压痛，活动度好。双附件区有压痛。

诊断：急性宫颈炎。

病程摘要：患者 3 天前性生活后出现白带增多，呈脓性，伴有腰背痛、盆腔下坠感，同时出现尿频、尿急等症状，未予重视，症状持续未缓解，遂来院就诊。经评估，患者患病期间情绪低落，担心疾病可能影响性生活，焦虑抑郁自评量表评价为中度抑郁、中度焦虑。疼痛评分为 3 分。予头孢曲松钠 250mg 单次肌内注射，阿奇霉素 1g 顿服。治疗期间禁止性生活，注意个人卫生，定期复查。患者在治疗后症状逐渐缓解，白带恢复正常，无腰背痛及盆腔下坠感，复查白带常规正常。

二、护理查房要点

（一）护理问题

1. 疼痛：与疾病有关。

2. 排尿异常：尿频、尿急。

3. 舒适度的改变：与疾病有关。

4. 焦虑、抑郁。

5. 潜在并发症：急性宫颈炎若未及时治疗，可能发展为慢性宫颈炎、盆腔炎、不孕等。

6. 知识缺乏：对急性宫颈炎的病因、治疗方案、预防措施及预后缺乏了解。

（二）护理目标

1. 治疗疾病，促进健康。

2. 缓解症状，促进舒适。

3. 心理护理，精神支持。

4. 患者了解疾病相关知识。

5. 患者掌握疾病相关的自我照护技巧。

（三）护理措施

1. 用药护理：严格遵医嘱，按时、按量使用抗生素，确保治疗的连续性和有效性。同时观察药物疗效及不良反应。提醒患者遵医嘱完成全程治疗，即使症状缓解也不可自行停药。

2. 个人护理：加强会阴部护理，保持外阴清洁干燥，避免使用刺激性洗液，减少局部摩擦。指导患者正确使用卫生巾，勤换内裤，选择透气性好的棉质内裤。

3. 尿路护理：鼓励患者多饮水，每天饮水量大于 2500mL，同时勤排尿，保证尿量每天大于 1500mL，保持尿道口清洁。

4. 疼痛护理：评估疼痛的性质、程度和持续时间，如患者为轻度疼痛，指导患者采取舒适的体位，如侧卧位以减轻疼痛。使用热敷（如热水袋）缓解下腹部不适，但需注意避免烫伤。

5. 心理护理：尊重患者，取得患者信任，了解患者是否因疾病带来的身体不适、对性生活的影响、对治疗效果的担忧等出现焦虑、抑郁状态，与患者建立良好的护患关系，针对患者的心理反应，提供必要的心理支持与疏导，倾听患者的感受和担忧。指导患者自我调节，鼓励患者表达自己的情绪，帮助其缓解焦虑和抑郁情绪。提供心理疏导，帮助患者树立积极的心态，增强战胜疾病的信心。如有必要，建议患者寻求专业心理咨询师的帮助。

6. 病情观察：密切观察患者病情变化，注意有无发热、腹痛加重、分泌物异常增多等情况。遵医嘱定期复查，包括白带常规、宫颈涂片等检查，及时发现潜在问题。

7. 健康教育：

（1）建议患者在治疗期间避免性生活，直至症状完全缓解且复查结果正常。提供性生活指导，建议患者在病情完全恢复后逐渐恢复性生活，并注意使用安全措施。鼓励患者与性伴侣共同参与健康教育，增强双方对疾病的理解和配合。

（2）教育患者在治疗期间注意休息，避免过度劳累，增强身体抵抗力。

（3）向患者详细解释急性宫颈炎的病因、症状、治疗过程及预后，增强患者的治疗信心。教育患者如何正确使用药物，包括用药时间、剂量、疗程及可能出现的不良反应。强调性伴侣同治的重要性，避免交叉感染。

（4）提供健康教育资料，包括个人卫生、性生活注意事项及定期体检的重要性。

（5）指导患者如何识别病情加重的迹象（如发热、分泌物异常增多等），并及时就医。

三、病例讨论

问题：当该患者出现疼痛时，我们应如何处理？

（一）疼痛评估流程

1. 护士应对患者的疼痛情况进行初筛，如果确实存在疼痛，应进一步评估。初筛和评估结果分别记录在病历中或"疼痛评估单及记录单"中。

2. 针对初筛疼痛的患者，护士应及时与医生沟通并协助处理。

3. 提高巡视和再评估的频率。

4. 疼痛的再评估：评估应持续至疼痛消失或患者出院为止，每次评估结果均应记录在"疼痛评估单或记录单"中。

（二）疼痛评估内容

1. 评估疼痛程度、部位、性质、持续时间等。

2. 疼痛伴随症状：心率增快、呼吸困难、咳嗽、烦躁不安、强迫体位、出汗等。

3. 根据患者的年龄使用恰当的评估工具（3岁以下、3岁及以上、青少年和成人使用不同的疼痛评估工具）。

（三）疼痛治疗方法

1. 认知疗法，如解除患者的紧张焦虑、使患者放松、改变体位等。

2. 麻醉药物或非麻醉性镇痛药的使用，包括皮贴、口服、肌注、静脉持续用药等途径。

3. 镇痛器械的使用，如镇痛泵等。

4. 其他方法，如物理治疗、针灸等。

5. 疼痛辅助治疗：包括镇静、治疗失眠、通便、解除痉挛等。

6. 对患者和家属进行教育，包括有效控制疼痛的重要性、治疗方法，使患者和家属配合治疗。

四、疾病重点知识

(一) 急性宫颈炎的病因

急性宫颈炎为病原体（多为性传播疾病病原体，如淋病奈瑟球菌、沙眼衣原体等）感染宫颈引起的急性炎症，主要见于感染性流产、产褥感染、不洁性活动、宫颈损伤或阴道异物，病原体进入体内而发生感染。

(二) 各种疼痛的治疗原则

1. 急性疼痛的治疗原则。

(1) 须首先明确诊断，防止镇痛后造成诊断困难或误诊。

(2) 不能因为疼痛造成病情恶化。

(3) 诊断明确后，在保证患者安全的原则下尽可能地减轻患者疼痛，支持医疗措施的执行。

2. 慢性疼痛的治疗原则。

(1) 以减轻疼痛、改善功能、提高生活质量为目标。

(2) 正确选择镇痛方法。

(3) 个体化综合治疗，包括药物和非药物（物理治疗、针灸、按摩、心理精神疗法、生活指导等）。

(4) 防止药物的不良反应。

3. 癌痛和临终疼痛的治疗原则。

(1) 掌握疼痛性质：掌握疼痛发生的原因，疼痛性质及社会、家庭、精神心理的影响因素，在此基础上合理选择镇痛方法和药物。

(2) 遵循剂量个体化原则。

(3) 参照癌痛三阶梯镇痛治疗指导原则进行镇痛治疗。

(4) 对患者家属进行指导、关怀和教育。

(5) 对于回家后仍有疼痛的患者，要向其进行疼痛的病因、预防、自我控制方法、休息、饮食、镇痛药的使用方法和注意事项等教育，并告诉患者及其家属什么情况下需要及时复诊。

参考文献

[1] 迟晓丽. 阿奇霉素治疗急性宫颈炎的疗效研究 [J/OL]. 实用妇科内分泌电子杂志，2018，5 (8)：35，38.

[2] 雷海英. 急性宫颈炎的症状及护理 [J]. 保健文汇，2021，22 (8)：56.

[3] 陈耀龙，冯艺. 疼痛学共识与指南的撰写要素 [J]. 实用疼痛学杂志，2018，14 (6)：401-404.

病例 2　慢性宫颈炎

一、病史汇报

现病史：患者女性，35 岁，已婚。因"白带增多伴腰骶部疼痛 2 年，加重 1 个月"于门诊治疗。患者 2 年前开始出现白带增多，呈乳白色黏液状，伴有腰骶部酸痛，月经期和性生活后加重。曾多次自行购买洗液（具体不详）清洗外阴，但症状未明显缓解。近 1 个月，白带增多明显，伴有异味，腰骶部疼痛加重，偶有性生活后少量出血。患者平素月经规律，行经 5 天，周期 30 天，经量中等，无痛经。生命体征：体温 36.5℃，心率 78 次/分，呼吸 18 次/分，血压 110/70mmHg。

既往史：一般情况良好，无病毒性肝炎、结核或其他传染病史，无过敏史，无输血史，无外伤史，无特殊疾病史，无家族遗传病史。

婚育史：已婚，顺产次数 1，流产次数 0，剖宫产次数 0，宫外孕次数 0。

辅助检查：白带常规见白细胞（＋＋）、清洁度Ⅲ度。阴道菌群失调，未见滴虫、霉菌。宫颈涂片细胞学检查（TCT）结果提示慢性炎症，未见癌前病变细胞。人乳头瘤病毒（HPV 检测）结果高危型 HPV 阴性。病原体培养解脲支原体阳性

专科查体：已婚已产式。外阴发育正常。阴道通畅，无畸形，内有大量乳白色黏液性分泌物，无异味。宫颈肥大，呈颗粒型糜烂样改变，触之易出血。宫体前位，形态大小正常，质中，表面光滑，无压痛，活动度好。双附件区未触及明显包块，无压痛。

诊断：慢性宫颈炎；宫颈糜烂（颗粒型）；解脲支原体感染。

病程摘要：患者白带增多、腰骶部疼痛 2 年，未予重视，病情加重后来院就诊。经评估，患者患病期间情绪低落，疾病导致的疼痛、分泌物异常引起心理负担。焦虑抑郁自评量表评价为中度抑郁、中度焦虑。疼痛评分为 5 分。予阿奇霉素 0.5g 口服，每天 1 次，连用 3 天。保妇康栓阴道上药，每晚 1 粒，连用 14 天。考虑患者宫颈糜烂面积较大，建议 3 个月后复查，若药物治疗效果不佳，可考虑激光治疗。患者性伴侣同时治疗，口服阿奇霉素，以避免交叉感染。患者在治疗后 1 个月复查，白带常规正常，白细胞（－），清洁度Ⅱ度。宫颈涂片细胞学检查提示慢性炎症改善。3 个月后复查，宫颈糜烂面积缩小，症状明显缓解。

二、护理查房要点

（一）护理问题

1. 疼痛：与疾病有关。

2. 焦虑、抑郁：与疾病症状及担心预后有关。

3. 潜在并发症：慢性宫颈炎若未及时治疗，可能发展为宫颈息肉、宫颈肥大、盆腔炎、不孕等。

4. 知识缺乏：缺乏疾病相关知识。

（二）护理目标

1. 治疗疾病，促进康复。

2. 心理护理，改善焦虑、抑郁症状。

3. 患者学会自我照护，避免并发症发生。

4. 患者了解疾病相关知识。

（三）护理措施

1. 个人卫生指导：指导患者保持外阴清洁，每天用温水清洗外阴，避免使用刺激性洗液，避免盆浴及阴道冲洗。建议患者穿着棉质内裤，保持外阴干燥。定期复查白带常规和宫颈涂片，监测病情变化。提供性生活指导，向患者解释治疗期间暂停性生活是为了避免加重炎症或导致交叉感染。症状完全缓解且复查结果正常后可逐渐恢复性生活，并注意使用安全措施。

2. 疼痛护理：评估疼痛的性质、程度和持续时间，给予心理支持。患者疼痛评估为中度疼痛，遵医嘱给予适当镇痛药（如非甾体类抗炎药）。指导患者采取舒适的体位，如侧卧位，以减轻盆腔充血和疼痛。使用热敷（如热水袋）缓解下腹部不适，但需注意避免烫伤。

3. 用药护理：详细告知患者药物的使用方法、剂量及可能出现的不良反应。提醒患者按时服药，避免自行停药或增减剂量。

4. 饮食护理：建议患者多食用富含维生素和蛋白质的食物，增强免疫力。避免辛辣、煎炸、刺激性食物，戒烟戒酒，保持营养均衡。

5. 心理护理：尊重患者，取得患者信任，关注患者情绪。针对患者的焦虑、抑郁情绪，提供心理支持与疏导，帮助患者树立积极的心态，增强其战胜疾病的信心。如有必要，建议患者寻求专业心理咨询师的帮助。

6. 介绍疾病相关知识：向患者详细解释慢性宫颈炎的病因、症状、治疗方案及预后，增强患者的治疗信心。提供健康教育资料，内容包括个人卫生、性生活注意事项及定期体检的重要性。指导患者识别病情加重的迹象（如发热、分泌物异常增多等），并及时就医。

7. 注意事项：

（1）密切观察患者病情变化，注意有无发热、腹痛加重、分泌物异常增多等异常情况。

（2）强调定期复查的重要性，建议每3个月复查1次，检查项目包括白带常规、宫颈涂片等，及时发现潜在问题。

（3）教育患者在治疗期间注意休息，避免过度劳累，增强身体抵抗力。

（4）提醒患者遵医嘱完成全程治疗，即使症状缓解也不可自行停药。

（5）提醒患者注意性生活卫生，性伴侣同治，避免不洁性行为。

（6）鼓励患者与性伴侣共同参与健康教育，增强双方对疾病的理解和配合。

（7）指导患者定期进行宫颈癌筛查，以排除癌前病变；定期进行妇科检查，尤其是30岁以上女性，建议每年进行宫颈细胞学检查。

（8）慢性宫颈炎病程较长，经过规范治疗，症状可得到有效控制，但需定期复查，防止复发。若患者未按医嘱治疗或存在高危因素（如性伴侣未同治），可能反复发作或进展为宫颈癌前病变。

三、病例讨论

问题：慢性宫颈炎感染相关因素有哪些？

1. 宫颈炎症导致局部抵抗力下降。

2. 阴道分泌物增多，容易滋生细菌。

3. 性伴侣未同时治疗或有不洁性行为。

四、专业知识前沿/疾病重点知识

（一）慢性宫颈炎的病理改变

慢性宫颈炎的病理改变包括慢性宫颈管黏膜炎（表现为黏液增多及脓性分泌物反复出现）、宫颈息肉（宫颈管腺体和间质局限性增生突出形成，极少恶变）、宫颈肥大（慢性炎症刺激致腺体及间质增生等）。

（二）慢性宫颈炎的鉴别诊断

慢性宫颈炎需与生理性宫颈柱状上皮异位、宫颈鳞状上皮内病变、宫颈腺囊肿、子宫恶性肿瘤等鉴别，常借助 HPV 检测、宫颈细胞学检查、阴道镜及活组织检查等方法进行鉴别。

参考文献

[1] 陈志英. 慢性宫颈炎的护理 [J]. 中国社区医师, 2015 (4)：149—149, 151.

[2] 佘丽群. 针对性护理在慢性宫颈炎护理中的应用 [J]. 妇儿健康导刊, 2023, 2 (19)：153—155.

[3] 张芯荟, 杨绍平, 阳运川. 情景式健康宣教对慢性宫颈炎合并 HPV 感染患者疾病知识认知度及护理服务质量的影响 [J]. 中外女性健康研究, 2024 (11)：131—133, 173.

[4] 周亚杰. 整体护理在利普刀治疗慢性宫颈炎患者中的应用 [J/OL]. 实用妇科内分泌电子杂志, 2023, 10 (18)：130—132.

第二章　盆腔炎性疾病查房精要

病例 1　输卵管脓肿

一、病史汇报

现病史：患者女性，49 岁。因"下腹痛 20 天"入院。20 天前，患者无明显诱因出现下腹痛，为持续性钝痛伴间歇性绞痛，不伴恶心、呕吐、停经、阴道流血等其他不适。在当地医院就诊，彩超发现右附件区占位，建议手术治疗。患者未入院手术，自行在当地诊所进行"头孢类"抗生素（具体不详）输液治疗 9 天后，自觉腹痛稍有减轻，但仍持续存在。为求进一步诊治，2 天前来我院就诊。门诊彩超提示子宫肌瘤，子宫内膜回声不均匀，右附件区囊性占位（7.5cm×3.5cm×6.2cm，疑输卵管积脓）。患者既往月经规律，近 1⁺ 年开始出现月经紊乱，主要表现为月经周期时而提前 5~6 天，时而推后 7~8 天，经期无明显变化，月经量无明显变化，生命体征正常。

既往史：一般情况良好，无病毒性肝炎、结核或其他传染病史，无过敏史。9⁺ 年前人流史，8⁺ 年前因自发性流产行清宫术，4⁺ 年前行胆囊切除术。

婚育史：顺产次数 2，流产次数 2，剖宫产次数 0，宫外孕次数 1。

专科查体：生命体征平稳。外阴发育正常。阴道通畅，无畸形，黏膜色泽正常，分泌物不多，白色稀糊样，无异味。宫颈光滑，无接触性出血。宫体后位，饱满，质中，压痛。双附件区增厚、压痛，不活动。

辅助检查：阴道彩超示子宫后位，宫体大小 4.5cm×4.8cm×4.8cm，内膜居中，厚 0.3cm（单层），内膜回声不均匀，左后壁肌壁间突向浆膜下查见弱回声，大小约 3.1cm×2.7cm×3.3cm，右侧壁肌壁间查见 2.5cm×3.0cm×3.0cm 弱回声，边界较清楚，周边探及血流信号。右附件区查见分隔状囊性占位，大小约 7.5cm×3.5cm×6.2cm，形态不规则，边界较清，囊内可见细弱点状回声及絮状稍强回声，囊壁及隔上探及血流信号。左附件区未见确切占位。结论：子宫肌瘤，宫内回声不均匀，右附件区囊性占位（疑输卵管积脓）。实验室检查无异常。

入院诊断：右附件区囊性占位（输卵管积脓?）；子宫肌瘤；子宫内膜回声不均匀；腹部手术史。

手术方式：腹腔镜下双侧输卵管开窗术、肠粘连松解术。

术后诊断：右输卵管积脓；子宫肌瘤；子宫腺肌病；肠粘连；腹部手术史。

病程摘要：手术顺利，术中患者生命体征平稳，术中见右输卵管增粗、伞端封闭，膨大约 7cm×6cm×3cm，内可见咖啡色混浊脓液。盆腔未见明显异常。术中冰冻切片病理学检查结果示<右输卵管包块>符合化脓性输卵管炎伴管壁囊性扩张。术毕患者安返病房,给予一级护理、心电监护,留置尿管+负压引流管1根,补液1500mL,头孢曲松继续抗感染治疗。术后第1天生命体征平稳,腹部切口敷料干燥,无渗血、渗液,管道固定通畅,阴道少量流血,出入量正常,继续予头孢曲松抗感染治疗,疗程2周。术后第2天,患者生命体征平稳,肛门已排气,停尿管,小便自解通畅。术后第3天,患者生命体征平稳,取出负压引流管。术后第4天,患者生命体征平稳,切口愈合良好,无发热、腹痛、阴道异常流血,予以出院。

二、护理查房要点

(一)护理问题

1. 有感染的风险:与手术创伤、盆腔炎症及术后留置引流管有关。
2. 疼痛:与手术创伤及炎症刺激有关。
3. 焦虑:与疾病诊断、手术及术后恢复情况有关。
4. 自理能力受限:与术后身体虚弱及管道护理有关。
5. 知识缺乏:缺乏术后康复及自我护理相关知识。

(二)护理目标

1. 预防感染,切口愈合良好,体温正常。
2. 减轻疼痛。
3. 患者焦虑情绪减轻,能够积极配合治疗和护理,保持良好的心理状态。
4. 患者自理能力提高。
5. 患者掌握术后康复及自我护理的相关知识。

(三)护理措施

1. 生命体征监测:每4小时测量体温一次,如有发热(体温≥38.5℃),增加测量频率并及时报告医生。观察患者有无寒战、发热、腹痛等感染征象,及时处理。
2. 预防术后感染:保持切口清洁干燥,每天观察切口敷料情况,如有渗血、渗液及时更换。遵医嘱使用抗生素,并观察药物疗效及不良反应。
3. 管道护理:保持引流管固定、通畅,防止扭曲、折叠或脱落。观察引流液的颜色、量和性状并记录,如引流液增多或颜色异常,及时报告医生。每天更换负压引流器,严格无菌操作,防止逆行感染。每天进行会阴冲洗或擦洗,保持会阴部清洁,预防逆行感染。
4. 疼痛管理:定期评估疼痛程度(如采用数字分级评分法),记录疼痛的部位、性质和持续时间。采用分散注意力的方法,如听音乐、深呼吸、放松训练等,以缓解疼痛。为患者提供舒适的卧位,避免切口受压。必要时遵医嘱给予镇痛药(如非甾体类抗炎药或阿片类药物),观察药物疗效及不良反应。

5. 生活护理：协助患者完成日常生活活动，如洗漱、进食、更衣等，满足其基本生活需求。根据患者自理能力恢复情况，逐步减少协助，鼓励患者自理。

6. 心理护理：保持病房安静、整洁、舒适，创造良好的康复环境。鼓励患者家属陪伴，给予患者情感支持。主动与患者沟通，了解其焦虑的原因，给予心理疏导，鼓励患者表达内心感受。向患者及其家属详细解释病情、手术过程及术后恢复情况，增强其治疗信心。

7. 健康教育：向患者及其家属详细讲解术后康复知识，包括饮食、活动、切口护理、管道管理等内容。提供书面资料或宣传手册，方便患者及其家属学习。术后 1 个月复查，如有发热、腹痛、异常分泌物等情况应及时就医。

三、病例讨论

问题：如果此患者输卵管脓肿破裂，会有哪些严重的症状？

1. 剧烈腹痛：输卵管脓肿破裂后，脓液流入腹腔，刺激腹膜，引起剧烈的腹痛。疼痛通常为突发性，持续加重，可能伴有腹部压痛、反跳痛和腹肌紧张（板状腹）。

2. 发热和寒战：输卵管脓肿破裂后炎症扩散，患者可能出现高热、寒战，体温可达 39~40℃。

3. 恶心、呕吐和腹胀：由于炎症刺激胃肠道，患者可能出现恶心、呕吐、腹胀等胃肠道症状。

4. 弥漫性腹膜炎：脓液进入腹腔后可能引发弥漫性腹膜炎，表现为腹部僵硬、压痛、反跳痛明显，病情进展迅速。

5. 中毒性休克：如果炎症未能及时控制，毒素大量吸收可导致中毒性休克，表现为表情淡漠、呼吸急促、血压下降，甚至危及生命。

6. 全身感染症状：输卵管脓肿破裂后，感染可能扩散至全身，引起菌血症或败血症。

7. 其他并发症：患者还可能出现肝周围炎、肠梗阻等严重并发症。如果怀疑输卵管脓肿破裂，需立即就医，紧急进行抗生素治疗或手术引流，以防止病情进一步恶化。

四、疾病重点知识

盆腔炎性疾病（pelvic inflammatory disease，PID）在临床非常常见，在妇科急腹症中的发生率居于首位。盆腔炎性疾病不仅影响女性的生活质量，而且也威胁着女性的生殖健康。急性盆腔炎性疾病中约有 5％将发展成输卵管－卵巢脓肿（tubo－ovarian abscess，TOA）。输卵管－卵巢脓肿在人群中的发病率高达 0.2％，常见于育龄女性，34％左右的输卵管－卵巢脓肿患者需住院治疗，盆腔炎性疾病住院患者中合并输卵管－卵巢脓肿者占比高达 10％～15％。目前广谱抗生素是输卵管－卵巢脓肿的首选治疗方法。发生严重合并症如脓肿破裂或可疑破裂，应进行行急诊手术治疗。随着医疗技术的发展，近年来临床上对于输卵管－卵巢脓肿的治疗模式，已由单纯药物治疗转变为药物治疗联合手术干预。

　　目前在临床中，输卵管－卵巢脓肿患者只有在抗生素治疗不理想，或脓肿破裂导致严重并发症时才需手术治疗。但相关文献资料表明，广谱抗生素虽然是输卵管－卵巢脓肿的首选治疗方法，但只有 34.0%～87.5% 的患者抗生素治疗有效，脓肿较大者单独应用抗生素治疗成功率低，且复发率高。研究结果显示，脓肿直径≥10cm 者，有 60%需要手术治疗；脓肿直径在 7～9cm 者，有 30%需要手术治疗；脓肿直径在 4～6cm 者，有 15%需要手术治疗。

　　输卵管－卵巢脓肿手术治疗指征：①药物治疗无效；②脓肿持续存在；③脓肿破裂，出现中毒性休克、腹膜炎。

　　手术方式较常见的有开腹手术、腹腔镜手术及穿刺引流术。

参考文献

[1] 孙海珠，路莉，陈秀慧，等. 盆腔脓肿发病机制研究进展 [J]. 中国实用妇科与产科杂志，2014，30（7）：573−576.

[2] Cho H W, Koo Y J, Min K J, et al. Pelvic inflammatory disease in virgin women with tubo−ovarian abscess：a single−center experience and literature review [J]. J Pediatr Adolesc Gynecol，2017，30（2）：203−208.

[3] Schindlbeck C, Dziura D, Mylonas I. Diagnosis of pelvic inflammatory disease（PID）：intra−operative findings and comparison of vaginal and intra−abdominal cultures [J]. Arch Gynecol Obstet，2014，289（6）：263−1269.

[4] 居蓉. 腹腔镜治疗输卵管脓肿 19 例临床分析 [J]. 河南外科学杂志，2014，20（4）：67−69.

病例 2　盆腔结核

一、病史汇报

现病史：患者女性，28 岁。因"下腹部疼痛伴月经紊乱 3 个月"入院。患者 3 个月前无明显诱因出现下腹部隐痛，呈持续性钝痛，伴腰骶部酸胀感，未予重视。2 个月前开始出现月经紊乱，表现为月经量少、经期延长（7~10 天），并伴有低热（体温 37.3~37.8℃）、夜间盗汗，体重下降约 3kg，无尿频、尿急等不适。患者曾于当地医院就诊，行妇科超声检查提示盆腔积液（深度 3.5cm）、双附件区增厚，按"盆腔炎"给予抗生素治疗（头孢类＋甲硝唑）1 周，症状无明显改善。为进一步诊治，患者来我院就诊。生命体征：体温 37.4℃，心率 80 次/分，呼吸 20 次/分，血压 110/70mmHg。

既往史：一般情况良好，无病毒性肝炎、结核或其他传染病史，无过敏史。

婚育史：顺产次数 0，流产次数 0，剖宫产次数 0，宫外孕次数 0。

专科查体：已婚未产式。外阴发育正常。阴道通畅，无畸形，少量血性分泌物。宫颈光滑，无举痛，无接触性出血。子宫前位，正常大小，活动可，轻压痛。双附件区增厚，轻压痛，未触及明显包块。下腹部轻压痛，无反跳痛，未触及包块。

辅助检查：血常规示白细胞计数 $6.5×10^9$/L，中性粒细胞占比 60％，淋巴细胞占比 35％，血红蛋白 120g/L，血小板计数 $200×10^9$/L，C 反应蛋白 35mg/L。结核感染 T 细胞检测（T－SPOT.TB）阳性。阴道彩超示子宫前位，大小正常，内膜厚约 0.8cm；双附件区增厚，回声不均匀，盆腔积液（深度 3.5cm）。胸部 X 线片示双肺纹理增粗，未见明显活动性病变。

入院诊断：慢性盆腔炎；盆腔结核（？）。

手术方式：腹腔镜探查术、盆腔多点活检术、盆腔病灶清除术、肠粘连松解术。

术后诊断：慢性盆腔炎；盆腔结核；肠粘连。

病程摘要：术中可见大量灰白色纤维素性渗出，覆盖于子宫、输卵管及卵巢表面；双侧输卵管增粗，伞端闭锁，表面呈串珠样改变；盆腔内见多处粟粒样结节。取腹腔渗出液及输卵管组织送病理学检查，示"干酪样坏死"，符合结核病变。术后返回病房，生命体征平稳，予一级护理、心电监护，留置尿管＋负压引流管各 1 根。予头孢曲松＋替硝唑抗感染，同时进行抗结核药物治疗，以防止结核病灶复发或扩散。术后第 2 天，生命体征平稳，肛门已排气，停一级护理改为二级护理，拔除尿管及负压引流管。术后第 3 天，予以出院，继续予抗结核药物治疗，整个疗程为 6~9 个月。

二、护理查房要点

（一）护理问题

1. 疼痛：与手术创伤及结核病变有关。
2. 有感染的风险：与手术创伤、盆腔炎症及术后留置引流管有关。
3. 知识缺乏：缺乏术后康复、抗结核药物治疗及护理相关知识。
4. 焦虑：与手术后恢复情况及长期治疗有关。
5. 营养不足：与疾病消耗及术后恢复有关。

（二）护理目标

1. 预防感染。
2. 减轻疼痛。
3. 患者焦虑情绪减轻，能够积极配合治疗和护理，保持良好的心理状态。
4. 患者掌握术后康复及自我护理相关知识。
5. 患者营养状况得到改善。

（三）护理措施

1. 生命体征监测：术后密切观察体温、血压、脉搏、呼吸等生命体征变化。
2. 切口及引流管护理：保持切口敷料干燥、清洁，定期更换，观察切口有无红肿、渗液。观察引流液的颜色、量和性状，确保引流管通畅，防止堵塞。引流液减少且切口愈合良好时，可遵医嘱拔除引流管。
3. 用药护理：遵医嘱继续使用抗结核药物，整个疗程为6~9个月。观察药物不良反应，如异烟肼引起的肝功能损害、乙胺丁醇引起的视物模糊等。定期复查肝肾功能，确保用药安全。
4. 营养支持：胃肠功能恢复后，提供高蛋白质、高热量、高维生素饮食，如牛奶、豆制品、瘦肉、新鲜蔬菜等。鼓励患者多饮水，保持大便通畅。
5. 心理支持：关注患者心理状态，及时解答患者及其家属的疑问。提供心理疏导，缓解患者的焦虑情绪。
6. 并发症预防：保持病房空气清新，预防呼吸道感染。观察患者有无发热、腹痛等感染征象，如有异常及时报告医生。
7. 健康教育：向患者及其家属讲解抗结核药物的使用方法、疗程及规律用药的重要性。指导患者定期复查，包括血常规、肝肾功能、妇科检查等。强调术后休息及营养的重要性。指导患者出院后继续遵医嘱进行抗结核治疗，定期复查，监测病情变化。指导患者注意休息，避免劳累，保持良好的生活习惯。如出现发热、腹痛、伤口异常等不适，应及时就医。

三、病例讨论

问题：如何制订随访计划，帮助患者实现康复目标？

1. 随访时间安排。

（1）初期随访：术后1个月内进行首次随访，评估切口愈合情况、药物不良反应及患者的心理状态。

（2）中期随访：术后3个月和6个月分别进行1次随访，重点监测病情恢复情况、抗结核药物治疗的依从性及有无复发。

（3）长期随访：术后1年后每6个月至1年进行1次随访，持续2~3年，以确保病情稳定。

2. 随访方式。

（1）门诊随访：患者定期到医院复诊，进行详细的检查和评估。

（2）远程随访：通过电话、微信或短信等方式进行回访，了解患者的情况。

通过以上随访，可以有效监测患者的病情变化，及时发现并处理病情复发或并发症，同时帮助患者更好地恢复健康。

四、疾病重点知识

盆腔结核是结核分枝杆菌感染女性内生殖器官引起的疾病，常继发于肺结核或其他部位结核。盆腔结核症状不典型，易被误诊或漏诊。放置宫内节育器、妊娠、使用免疫抑制剂、化疗等因素可能增加患盆腔结核的风险，感染人类免疫缺陷病毒（HIV）的人群比未感染人群的发病率高3倍。盆腔结核的传播途径主要包括血行传播、淋巴传播、直接蔓延及原发性感染。

盆腔结核的早期诊断不容松懈，迫切需要一个高灵敏度、高特异度、高及时性的方法来提高其诊断率，以便及时进行治疗，尽可能避免疾病导致的不可逆影响。现有的诊断方法各有利弊，合理的联合应用对于盆腔结核的早期快速精准诊断具有重要意义，分子生物学诊断方法及基因检测更是未来发展的趋势。盆腔结核诊断流程见图4-1。

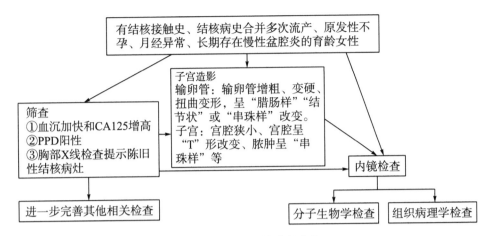

图 4-1　盆腔结核诊断流程

参考文献

[1] 王换换，王玉贤. 盆腔结核诊断的研究进展 [J]. 国际妇产科学杂志，2023，50 (4)：456-460.

[2] Santos-Pereira A，Magalhães C，Araújo P，et al . Evolutionary genetics of mycobacterium tuberculosis and HIV-1："The tortoise and the hare" [J]. Microorganisms，2021，9 (1)：147.

[3] 姚恒波，王金绳，崔秀琴，等. 女性盆腔结核 42 例临床分析 [J]. 中国民康医学，2006，18 (6)：178-179.

第三章　子宫内膜异位症
与子宫腺肌病查房精要

病例 1　子宫内膜异位症

一、病史汇报

现病史：患者女性，37 岁。因"发现附件区占位 2^+ 月"入院。患者平素月经规律，经期 4 天，周期 25 天，经量偏少，重度痛经。患者无腹痛、腹胀、尿频、尿急、尿痛、心悸、乏力等不适，无阴道流血、流液。

既往史：一般情况良好，无病毒性肝炎、结核或其他传染病史，无过敏史，无外伤史。2022 年因双侧卵巢巧克力囊肿（卵巢子宫内膜异位囊肿）于外院行腹腔镜手术。患者自诉术后使用促性腺激素释放激素类似物，治疗 5 个疗程后腹痛缓解，后因痛经于外院就诊，口服地诺孕素 15 个月。

婚育史：顺产次数 2，流产次数 0，剖宫产次数 0，宫外孕次数 0。

辅助检查：阴道彩超示子宫前位，宫体大小 4.3cm×5.4cm×3.9cm，宫腔形态不规则，内膜厚约 0.15cm（单层），后壁肌壁稍增强，回声稍增强，内探及星点状血流信号。右卵巢上查见 3.8cm×2.8cm×3.9cm 的分隔囊性占位，部分囊液充满细弱点状回声，囊壁探及血流信号。左卵巢上查见 3.8cm×3.1cm×3.7cm 的分隔囊性占位，部分囊液清亮，部分囊液充满细弱点状回声，囊壁探及血流信号。实验室检查无异常。

专科查体：已婚已产式。外阴发育正常。阴道通畅，无畸形，黏膜色泽正常，分泌物多，白色稀糊样，无异味。宫颈不肥大，光滑，无接触性出血，宫颈管内无出血。宫体前位，形态大小正常，质中，表面不光滑，无压痛。双附件扪及增厚，无压痛。

入院诊断：双附件占位（双侧卵巢巧克力囊肿合并滤泡囊肿？）；子宫腺肌病；腹腔镜手术史 1 次。

手术方式：全麻下行腹腔镜下卵巢囊肿剥除术、盆腔内膜病损电灼术、肠粘连松解术、避孕药皮下埋植术、宫腔镜下子宫内膜息肉切除术。

术后诊断：双侧卵巢巧克力囊肿；盆腔子宫内膜异位症（Ⅳ 期，重型）；肠粘连；子宫内膜息肉；慢性盆腔炎；子宫腺肌病；腹腔镜手术史 2 次；皮下避孕药埋植术后。

病程摘要：术中见子宫各壁及宫底见散在多枚息肉样隆起（>3 枚），予以切除。直肠与子宫后壁致密粘连，完全封闭直肠子宫陷凹，左卵巢失去正常解剖结构，界限不清，仔细松解粘连过程中见浓稠巧克力样液流出，创面渗血明显，予可吸收止血纱止血。术后留置尿管+负压引流管 1 根，予头孢美唑抗感染、缩宫素促进宫缩。术后生命体征平稳，术后 12 小时淡血性负压引流量 10mL，无阴道流血。术后第 1 天，生命体征平稳，切口敷料干燥，淡血性负压引流量 2mL，拔除尿管，小便自解顺畅。术后第 2 天，查血常规示淋巴细胞百分比 14.1%，中性粒细胞绝对值 $7.57×10^9/L$，中性粒细胞百分比 80.5%，血小板压积 0.300%。术中观察到慢性盆腔炎，继续予头孢美唑抗感染。患者生命体征平稳，切口敷料干燥，肛门已排气，淡血性负压引流量 21mL。术后第 3 天，拔除负压引流管，继续予头孢美唑抗感染。术后第 4 天予以出院。

二、护理查房要点

（一）护理问题

1. 疼痛：与手术创伤有关。
2. 焦虑：与担心疾病复发有关。
3. 有感染的危险：与手术有关。
4. 舒适度改变：与切口疼痛、留置导管有关。
5. 知识缺乏：缺乏疾病、术后康复相关知识。

（二）护理目标

1. 患者生命体征稳定。
2. 促进切口愈合，预防感染。
3. 盆腔炎症得到控制。
4. 患者疼痛缓解。
5. 患者了解疾病相关知识。
6. 促进康复。

（三）护理措施

1. 监测生命体征：密切监测患者生命体征，包括体温、脉搏、呼吸和血压，病情发生变化及时向医生汇报。
2. 饮食指导：根据患者肠道功能恢复情况，术后 6 小时后可进食流质饮食，肛门排气后可由流质饮食逐步过渡到半流质饮食、普食。
3. 观察切口和皮肤情况：观察手术切口敷料是否干燥，切口有无渗血、渗液或红肿，定期更换敷料，保持切口清洁干燥，预防切口感染。
4. 疼痛管理：评估患者疼痛程度，根据疼痛评分给予合适的镇痛药，如口服或静脉注射镇痛药，并观察药物效果和不良反应。
5. 管道护理：保持尿管及负压引流管通畅，观察引流液的颜色、量和性状，定时记录，每天行尿管护理，避免逆行感染。
6. 休息与活动指导：指导患者合理休息与活动。
7. 心理护理：评估患者对疾病的认知程度，做好疾病相关知识的宣教，缓解患者的焦虑情绪。尊重患者，耐心听取患者的倾诉，给予心理疏导。鼓励患者和家属进行沟通。

三、病例讨论

问题：应该如何管理患者的疼痛？

疼痛是与组织损伤或潜在组织损伤相关联的不愉快的感觉和情绪体验。应在患者入院后 8 小时内完成疼痛评估，护士应主动询问患者有无疼痛，常规评估疼痛情况，并进行相应的病历记录。

（一）疼痛评估方法与流程

1. 术前：入院、交代术前注意事项的同时对患者进行疼痛评估及宣教，教会患者疼痛评估方法。

2. 手术当天：采用面部表情分级评分法（face rating scale，FCS，图5－1）进行评估。面部表情分级评分法适用于表达困难的患者，如儿童、老年人及存在语言或文化差异或其他交流障碍的患者。

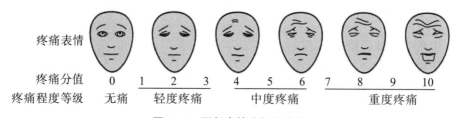

图 5－1　面部表情分级评分法

3. 术后1～3天：采用数字分级评分法（numerical rating scale，NRS）及语言分级评分法（verbal rating scale，VRS）进行评估。

（1）数字分级评分法（图5－2）：由患者自己选择一个最能代表自身疼痛程度的数字，或由医护人员询问患者，你的疼痛有多严重？再由医护人员根据患者对疼痛的描述选择相应的数字。按照疼痛对应的数字将疼痛程度分为轻度疼痛（1～3）、中度疼痛（4～6）和重度疼痛（7～10）。

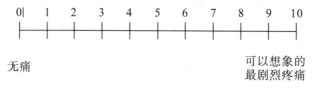

图5－2　数字分级评分法

（2）语言分级评分法：由数个按照等级排列的描述疼痛的词语组成，将疼痛程度分为：①轻度疼痛，有疼痛但可忍受，生活正常，睡眠无干扰。②中度疼痛：疼痛明显，不能忍受，要求服用镇痛药，睡眠受干扰。③重度疼痛：疼痛剧烈，不能忍受，需用镇痛药，睡眠受严重干扰，可伴自主神经紊乱或被动体位。

疼痛评估频率：轻度疼痛，8 小时评估 1 次；中度疼痛，4 小时评估 1 次；重度疼痛，每小时评估 1 次。药物治疗半小时后进行复评。

（二）疼痛的处理

根据疼痛评估分级、患者对疼痛的耐受程度，遵医嘱使用镇痛药。非甾体类抗炎药常用于缓解轻度疼痛，与阿片类药物联合用于缓解中、重度疼痛。阿片类药物是中、重度疼痛治疗的首选药物。目前，临床上常用于癌痛治疗的短效阿片类药物包括吗啡即释制剂和羟考酮即释制剂等，长效阿片类药物包括吗啡缓释片、羟考酮缓释片、芬太尼透皮贴剂等。

四、疾病重点知识

子宫内膜异位症是育龄女性的多发病和常见病，具有病变广泛、形态多样、侵袭性、高复发性和性激素依赖等特点。腹腔镜手术是目前治疗子宫内膜异位症的有效手段之一，然而，术后复发却是困扰患者的一大问题，影响患者的生活质量和心理健康。

子宫内膜异位症复发的定义：症状（痛经、性交困难或非经期盆腔疼痛）再次出现、临床表现（盆腔纤维化区域或压痛结节）或影像学中检测到复发性子宫内膜异位症病变、手术确认的病变或术后 CA125 水平的再次升高。

子宫内膜异位症的复发有 4 种亚型：①基于症状的疑似复发，基于患者病史症状的复发，但是影像学或手术未证实；②影像学提示疑似复发，影像学提示子宫内膜异位症复发（有症状或无症状）；③腹腔镜检查证实复发：腹腔镜检查中可见子宫内膜异位症，但没有进行活检或进行活检但没有组织学证实子宫内膜异位症；④组织学证实的复发：腹腔镜检查中可以直观观察到子宫内膜异位症，并得到组织学的证实。

子宫内膜异位症的二级预防干预措施的定义：在确诊后阻止或减缓疾病的发展。子宫内膜异位症复发的二级预防是指长期（术后 6 个月以上）预防疼痛症状（痛经、性交困难、非经期盆腔疼痛）的复发或疾病（卵巢子宫内膜异位囊肿超声记录的病灶复发或所有子宫内膜异位症病灶腹腔镜记录的病灶复发）的复发。当有卵巢子宫内膜异位囊肿的女性需要手术时，应行卵巢囊肿剥除术，而不是引流术或电凝术，以二级预防子宫内膜异位症相关的痛经、性交困难和非经期盆腔疼痛，但也应该考虑卵巢储备功能降低的风险。应考虑在术后至少使用 18~24 个月的左炔诺孕酮释放宫内系统（52mg LNG－IUS）或复方激素避孕药，作为子宫内膜异位症相关痛经的二级预防。对于无立即怀孕需求的女性，在卵巢子宫内膜异位囊肿手术治疗后，建议长期使用激素治疗（如复方激素避孕药），以二级预防干预卵巢子宫内膜异位囊肿及子宫内膜异位症相关症状复发。为预防深部子宫内膜异位症及相关症状的复发，可考虑术后长期的激素治疗。对深部子宫内膜异位症的女性可以进行辅助生殖技术治疗，因其不会增加子宫内膜异位症的复发风险。

参考文献

［1］ 中华医学会妇产科学分会子宫内膜异位症协作组. 子宫内膜异位症的诊治指南［J］. 中华妇产科杂志，2015，(3)：161－169.

［2］ 郑姮，綦小蓉.《ESHRE 子宫内膜异位症管理指南》解读［J］. 中国计划生育和妇产科，2023，15 (8)：3－7.

［3］ 刘学平，王婷婷，聂蓉蓉. 腹腔镜术后应用 GnRH－a 治疗对降低子宫内膜异位症复发风险及改善生殖激素水平的影响［J］. 当代医药论丛，2024，22 (9)：105－107.

病例 2 子宫腺肌病

一、病史汇报

现病史：患者女性，44 岁。因"发现子宫腺肌病伴痛经 1$^+$ 年"入院。患者平素月经规律，行经 4 天，周期 25 天，经量正常，轻度痛经。患者无头晕、乏力、头痛、尿频、便秘等不适，无阴道流血、流液。

既往史：一般情况良好，2022 年外院体检提示血糖偏高，诊断为糖尿病，现规律服用二甲双胍。无病毒性肝炎、结核或其他传染病史，无过敏史，无外伤史，无手术史。

婚育史：顺产次数 0，流产次数不详，剖宫产次数 0，宫外孕次数 0。

专科查体：已婚未产式。外阴发育正常。阴道通畅，无畸形，黏膜色泽正常，分泌物多，呈白色稀糊样，无异味。宫颈肥大，轻糜，无接触出血，宫颈管内无出血。宫体后位，形态不规则，后壁扪及肌瘤样凸起，质中，无压痛，活动度可。左附件扪及增厚。右附件未扪及异常。

辅助检查：阴道彩超示子宫前位，宫体大小 4.9cm×5.3cm×4.9cm，内膜厚约 0.4cm（单层），回声欠均匀，后壁肌壁增厚，回声增强，肌壁间查见大小约 3.6cm×2.9cm×3.8cm 的稍强回声，边界不清，内探及星点状血流信号。左附件区查见大小 4.1cm×3.9cm×4.1cm 的囊性占位，囊壁厚，囊内充满网絮状回声，囊壁探及血流信号。右附件区未见确切占位。

入院诊断：子宫腺肌病；左侧卵巢黄体囊肿（?）；子宫内膜回声欠均匀：息肉（?）糖尿病。

手术方式：全麻下行单孔腹腔镜下子宫全切术（经阴道联合）、双侧输卵管切除术、左侧卵巢囊肿剥除术、肠粘连松解术、双侧输尿管粘连松解术、脐整形术、诊断性刮宫术。

术后诊断：子宫腺肌病；子宫内膜息肉；左卵巢黄体囊肿；盆腔子宫内膜异位症（Ⅳ期重型）；肠粘连；双侧输尿管粘连；2 型糖尿病。

病程摘要：

诊刮中见子宫前位，增大约孕 2$^+$ 月大小，探宫腔深度 9cm，刮出少许宫内组织送检。术中冰冻切片病理学检查示＜宫内组织＞分泌期宫内膜。腹腔镜术中见乙状结肠与子宫左后壁、左侧盆侧壁、左侧附件广泛致密粘连，部分遮挡盆腔。仔细小心分离粘连后见子宫前位，球形增大如孕 2$^+$ 月大小，子宫肌壁明显增厚，子宫后壁下段与直肠前壁及乙状结肠广泛致密粘连，完全封闭直肠子宫陷凹。双侧骶韧带明显增厚，表面可见硬质结节。双侧宫旁组织明显增厚，内可见大量新生血管形成，交织成网，触之易出血。子宫下段与膀胱致密粘连，以双侧膀胱角为甚，内可见大量新生血管形成。双侧主韧带未见明显异常。左卵巢与左侧盆腔壁、左侧骶韧带致密粘连，分界欠清。分离粘连后见左卵巢增大，内见大小约 3cm×2cm×2cm 囊肿，内液清。左输卵管外观无明显异常。右卵巢大小、外观未见异常。右输卵管外观无明显异常。左侧输尿管上提粘连于左宫颈侧壁，并与左侧宫旁组织、左侧骶韧带致密粘连，术中为了解左侧输尿管有无损伤，松解粘连后见左侧输尿管蠕动正常，未见明显增粗及积液。右侧输尿管上提粘连于右宫颈侧壁，并与右侧宫旁组织、右侧骶韧带致密粘连，术中为了解右侧输尿管有无损伤，松解粘连后见右侧输尿管蠕动正常，未见明显增粗及积液。因盆腔粘连严重，粘连创面渗血处放置可吸收止血纱 1 张。

手术顺利，麻醉满意。术中见粘连重、病情重，术后转妇产科 ICU 加强监护，予以监护、吸氧、头孢唑林预防感染、监测血糖、维持酸碱度和电解质平衡及出入量平衡等对症支持治疗。术后生命体征平稳，随机血糖波动在 6.7～10.0mmol/L，术后 18.5 小时尿量 2700mL。术后第 1 天，患者生命体征平稳，切口敷料干燥，肛门未排气，随机血糖波动在 6.5～9.8mmol/L。因患者手术时间长、范围大，继续预防感染治疗；适当补液，监测出入量，维持电解质平衡；予气压治疗预防深静脉血栓形成；嘱患者适当翻身活动，促进胃肠功能恢复。患者病情相对稳定，生命体征平稳，转出 ICU。术后第 2 天，患者生命体征平稳，精神状态良好，血糖控制好，切口敷料干燥，切口愈合良好，无发热、腹痛、阴道异常流血，肛门排气通畅，小便自解正常，未述特殊不适，予以出院。

二、护理查房要点

（一）护理问题

1. 疼痛：与手术创伤有关。
2. 潜在并发症：高血糖、低血糖、酮症酸中毒。
3. 焦虑：与担心预后及血糖不稳定有关。
4. 自我形象紊乱：与手术切除子宫及双侧输卵管有关。
5. 有感染的危险：与手术有关。
6. 知识缺乏：缺乏疾病、手术后康复相关知识。

（二）护理目标

1. 维持生命体征平稳。
2. 促进切口愈合，预防感染。
3. 维持血糖稳定。
4. 缓解疼痛。
5. 患者了解疾病相关知识。
6. 促进患者康复。

（三）护理措施

1. 生命体征监测：密切监测患者生命体征，包括体温、脉搏、呼吸和血压、血糖。发现病情变化及时向医生汇报。

2. 饮食指导：根据患者肠道功能恢复情况，手术6小时后可进食流质饮食。术后患者肛门排气后，严格筛选进食种类，采用适宜能量及高优质蛋白质、丰富膳食纤维的饮食，少食多餐，养成良好的饮食习惯。

3. 血糖监测与控制：首先向患者讲解监测血糖的重要性，详细询问病史、既往用药情况，进行全面检查，建立完善的血糖监测记录，防止发生糖尿病并发症。遵医嘱术后监测血糖值，禁食患者每4~6小时监测血糖1次，进食患者每天至少监测4次，包括空腹及三餐后2小时血糖，严密观察血糖变化。

4. 疼痛护理：术后及时评估患者疼痛情况，指导缓解或减轻疼痛的方法、患者自控镇痛泵的使用方法，创造良好、舒适的治疗环境，如播放轻松的音乐，以缓解患者的疼痛，消除患者对疼痛的恐惧和焦虑。及时报告患者疼痛情况，必要时遵医嘱使用镇痛药。

5. 切口护理：观察患者切口愈合情况，敷料是否干燥，确保引流通畅，有渗血、渗液时在严格无菌操作下换药，预防切口感染。指导患者半卧位或腹部捆腹带，减少腹部张力。指导患者翻身活动时双手护住切口，减轻疼痛。

6. 感染预防：患者皮肤应保持清洁状态，禁止长时间受压。协助患者定期翻身拍背，有效咳嗽。定时放尿，以防尿管发生逆流感染。观察阴道流血、流液情况，保持外阴清洁干燥。定时更换引流装置。观察切口敷料情况，确保切口敷料清洁干燥，预防术后感染。

7. 心理护理：心理因素对疾病的发生、发展和预后都有极大的影响。手术患者普遍存在不同程度的消极情绪。血糖异常也增加了患者的心理负担，大多数患者对糖尿病及血糖监测的相关知识不够了解，这就要求护士在护理过程中，要对患者加倍耐心、细心，满足其心理需要，认真听取患者的主诉，增强患者战胜疾病的信心。

8. 健康指导：科学地讲解疾病及治疗相关知识，让患者理解长期服药、饮食控制、适量运动、监测血糖对术后康复的重要性，指导患者了解胰岛素的作用，消除对胰岛素的恐惧心理，增加患者的用药依从性。

9. 并发症的预防和护理：

（1）酮症酸中毒或高渗性非酮症酸中毒：手术患者因术中失血、进食少，易出现循环不足、水电解质失衡等情况，并发酮症酸中毒或高渗性非酮症酸中毒。水电解质失衡是酮症酸中毒或高渗性非酮症酸中毒的诱发因素，因此应及时补充血容量，纠正水电解质失衡，调整胰岛素剂量。在治疗期间，应注意观察患者有无头痛、嗜睡、烦躁不安、呼吸深快、呼吸有烂苹果味等症状。治疗方法主要为纠正酸中毒，小剂量普通胰岛素4~8U加入生理盐水中静脉滴注，补充体液纠正酸中毒及维持水电解质平衡。

（2）低血糖：低血糖多发生在摄入不足、胰岛素注射过量或应激状态下。因手术应激、术后影响进食，加之胰岛素的使用，糖尿病患者容易发生低血糖。临床工作中需要密切观察患者血糖变化，并及时调整胰岛素用量。同时应注意患者有无疲乏、饥饿感、心悸、烦躁、虚脱等不适。轻者指导及时进食，重者应立即平卧休息，静推50%葡萄糖40~60mL或者口服葡萄糖水200mL。

三、病例讨论

问题：如果该患者发生酮症酸中毒，应如何护理？

1. 病情观察：严密观察生命体征、神志、瞳孔变化，记录24小时出入量。观察患者有无水电解质失衡及脱水症状，如眼球凹陷、唇裂、皮肤黏膜干燥、感觉异常、麻痹等。观察患者有无呼吸困难，呼气中有无烂苹果味。

2. 休息与体位：卧床休息，昏迷者保持呼吸道通畅，给予心电监护、氧气吸入等。

3. 饮食护理：鼓励清醒者大量饮水，昏迷者可鼻饲温开水。进食清淡饮食，保证主食摄入量，暂禁脂肪类食物，直至酮症消失。

4. 补液护理：补液治疗可纠正脱水，恢复肾脏灌注，有利于降低血糖及清除酮体。

5. 加强基础护理：酮症酸中毒易并发各种感染，而机体高糖的酸性环境，使感染难以控制。因此，加强基础护理如口腔护理、皮肤护理、预防压疮等，能有效预防继发感染的发生。

6. 心理护理：疾病的治疗和转归与患者的依从性密切相关，加强对患者的心理护理，提高患者的依从性，直接影响疾病的治疗效果和康复程度。

7. 病情监测：定期监测血糖、血酮、尿糖、尿酮、血气分析及电解质。采血必须在非输液侧肢体进行。胰岛素治疗期间，每1~2小时测量血糖1次。每3~4小时进行血气分析及电解质检查1次，直至基本恢复正常。

四、疾病重点知识

子宫腺肌病（adenomyosis，AM）指在子宫肌层中存在子宫内膜组织，并伴有不等程度的子宫肌层平滑肌细胞的肥大和增生。子宫腺肌病是一种常见且难治的妇科良性肿瘤性疾病，是导致育龄女性及围绝经期女性子宫全切的主要原因之一。子宫切除术是广泛采用的"金标准"治疗方法，同时也是目前唯一根治子宫腺肌病的方法。近年来临床上出现了一些新的治疗子宫腺肌病的方法，如子宫动脉栓塞术（uterine artery embolization，UAE）和聚焦超声消融术（focused ultrasound ablation surgery，FUAS）。FUAS作为一种非侵入性的治疗技术，在子宫腺肌病的治疗方面已展示出相当大的潜力，多项研究已证实了其安全性及有效性。在MRI的随访显示中，FUAS在治疗的同时可以消融病灶及病灶部位的子宫内膜，部分患者病灶可以完全消融，子宫结构恢复正常的效果。消融子宫内膜可以更加彻底地消除病灶，从而缓解症状，达到更好的治疗效果。UAE治疗子宫腺肌病也已显示出了良好的治疗效果及长期改善症状的效果。

参考文献

［1］刘宇，陈娇，邓天慧. 糖尿病酮症酸中毒的护理［J］. 饮食保健，2017，4（24）：154－155.

［2］席欣欣，张林凤，李佳. 子宫腺肌病临床研究进展［J］. 临床医学进展，2022，12（12）：11852－11857.

第四章　生殖器发育异常查房精要

病例1 先天性无阴道

一、病史汇报

现病史：患者女性，29岁。因"发现先天性无子宫、无阴道10年"入院。10年前患者因"无月经来潮"发现先天性无子宫、无阴道。因患者当时年龄小，未予特殊处理。7天前患者因要求行手术治疗，收入我院。患者患病来精神食欲尚可，睡眠良好，大小便正常，体重无明显变化。

既往史：一般情况良好，无病毒性肝炎、结核或其他传染病史，自诉对虾、海鲜过敏，表现为瘙痒、荨麻疹，无外伤史，无手术史，无输血史，无特殊病史。

婚育史：未婚，顺产次数0，流产次数0，剖宫产次数0，宫外孕次数0。

专科查体：第二性征为女性。外阴无异常。肛查未扪及子宫、阴道。

辅助检查：妇科子宫、附件彩超示子宫发育异常（疑始基子宫），双卵巢旁弱回声（疑米勒管遗迹）。G显带分析结果46，XX。实验室检查结果无异常。

入院诊断：先天性无阴道；始基子宫（？）。

手术方式：阴道成形术（使用生物膜）。

术后诊断：先天性无阴道；始基子宫。

病程摘要：术中阴道造穴约10cm，取生物膜组织用可吸收线缝合制成筒状，置于人工阴道内，可吸收线缝合固定使其与周围组织紧密贴合。手术顺利，术中失血100mL。术后患者安返病房，留置尿管，阴道填塞油纱卷1个，外阴敷料包裹。予一级护理、心电监护、术流饮食、吸氧、静脉补液、头孢美唑预防感染等处理。术后疼痛评分3分（NRS），予镇痛泵镇痛。术后第1天患者生命体征平稳，无阴道流血，肛门未排气，无腹胀。改为二级护理，停心电监护。继续补液、头孢美唑预防感染，予气压治预防下肢静脉血栓形成。复查血常规示白细胞计数$11.4×10^9$/L，中性粒细胞占比82.8%。术后第2天，患者生命体征平稳，肛门未排气，无腹胀，改术流饮食为无渣流质饮食。术后第3天，患者肛门已排气。拆除外阴包裹敷料，取出阴道填塞油纱卷，拆除外阴缝线，患者会阴部切口敷料干燥，切口对合可，无渗血、渗液，置阴道模具，见少量出血。停尿管后小便自解不畅，予新斯的明治疗后小便自解通畅。疼痛评分7分，予镇痛泵、地佐辛缓解疼痛。术后第4天，患者生命体征平稳，予氨酚羟考酮口服缓解疼痛。复查血常规无异常，停用抗生素。术后第7天，患者生命体征平稳，阴道无明显渗血、渗液，予以出院。

二、护理查房要点

（一）护理问题

1. 疼痛：与手术创伤、放置阴道模具有关。

2. 排尿困难：与心理因素、膀胱逼尿肌张力下降有关。

3. 潜在并发症：切口裂开或感染，与手术部位特殊性、切口愈合不良、术后阴道模具护理有关。

4. 焦虑：与术后疼痛、阴道模具放置不适、对预后的担忧及不能生育有关。

5. 长期低自尊：与不能生育有关。

6. 知识缺乏：缺乏疾病相关知识。

（二）护理目标

1. 维持生命体征平稳。

2. 缓解疼痛，增强舒适感。

3. 患者排尿困难缓解。

4. 促进切口愈合，预防切口感染。

5. 患者焦虑减轻或消失。

6. 增强患者的自我认知和自我接纳。

7. 患者了解疾病相关知识。

（三）护理措施

1. 生命体征监测：密切监测患者生命体征，包括体温、脉搏、呼吸和血压。病情变化及时报告医生。

2. 疼痛管理：可在更换模具前 30 分钟给予口服镇痛药，必要时给予肌内注射镇痛药。采用数字分级评分法评估疼痛程度。轻度疼痛可通过深呼吸、与他人聊天、听音乐等方式缓解，中、重度疼痛可遵医嘱给予合适镇痛药。用药后 30 分钟及时复评，并观察用药后反应，如呼吸频率、胃肠道反应等。

3. 术后排泄管理。

（1）小便管理：预防排尿困难，拔尿管后与患者进行交流和沟通，指导正确的排尿方法。为患者创造隐蔽的排尿环境，如关闭门窗、拉上床帘等，以减轻患者的心理压力；可以听流水声来刺激排尿；调整为患者常用排尿姿势来促进排尿。必要时可遵医嘱使用药物治疗，增强膀胱肌力，促进排尿。

（2）大便管理：鼓励患者多摄取膳食纤维含量丰富的蔬菜和水果，保证饮水量，以防止便秘；若患者已发生便秘，可遵医嘱予口服缓泻剂软化大便、开塞露缓解便秘。

4. 预防感染：术前做好皮肤准备及肠道准备。术后遵医嘱使用抗生素，保持会阴清洁，勤换内裤与丁字带，每天用碘伏棉球擦洗。术后不宜过早下床运动，避免切口破裂和生物膜脱出，监测切口有无感染迹象，如红肿、发热、异常分泌物等。

5. 阴道模具护理：指导患者保持会阴部清洁卫生，每天用温水清洗外阴，避免感染。指导患者模具消毒的方法，定期消毒更换模具；指导正确使用模具的方法，教会患者在佩戴模具期间排泄大小便的方法，确保其固定稳定，防止排泄过程中模具移位或脱落。密切观察阴道有无明显出血，特别是放置模具后，如有出血，及时通知医生处理。

6. 心理护理：术后患者可能会因疼痛或不能生育而产生焦虑情绪。护士应主动与患者沟通，了解其对疾病的看法与心理状态，提供心理支持，改善患者的心理状态。鼓励患者积极参与社交活动，分享个人生活和经历，认识自身的能力和价值。鼓励患者家属多陪伴、关心患者，共同缓解其焦虑情绪。

7. 出院指导：加强营养，保持大便通畅，注意外阴清洁。出院后坚持放置阴道模具，每天更换 1 次。如有发热、阴道异常流液流血、下肢水肿等不适，及时就诊。术后定期门诊复查。

三、病例讨论

问题：患者出院前，护士需指导患者阴道模具的消毒及置入方法，主要内容有哪些？

1. 模具的选择：根据患者的年龄、身体状况和手术方式选择合适大小和材质的模具。

2. 用物准备：佩戴前需清洁双手，检查模具，确保模具无破损、无异物，并进行润滑处理。

3. 佩戴步骤：消毒外阴、放置模具、使用丁字带或绷带固定模具，放置后注意有无不适。

4. 模具的清洁与消毒：每天更换模具，先使用温和的肥皂水或生理盐水清洗模具，再使用碘伏浸泡消毒，晾干后备用。将干燥的模具存放在无菌容器中，避免污染。也可煮沸消毒，将模具清洁后用小毛巾包裹，冷水下锅煮沸后再煮 15～30 分钟。

5. 佩戴与取出时间：术后前期，每次取出模具后需要在 15～20 分钟内重新置入，避免长时间未置入模具导致阴道狭窄。应使用至结婚后有规律性生活为止。应循序渐进，逐渐延长模具取出时间，以防止术后阴道粘连、狭窄。

四、疾病重点知识

先天性无阴道，也称为米勒管发育不良、Mayer－Rokitansky－Küster－Hauser（MRKH）综合征，是一种罕见的先天性女性生殖器官畸形，其特征是阴道完全缺失或阴道上部 2/3 缺失，可能伴有无子宫或始基子宫。始基子宫是一种子宫先天发育不良的情况，表现为子宫极小，多数无宫腔或为一实体肌性子宫，无子宫内膜。先天性无阴道给患者的生活和心理都带来了巨大的负担。阴道成形术是先天性无阴道的主要治疗方法，旨在建立一个功能性的阴道。其手术效果不仅与手术本身有关，还与术后患者长期自我护理有关。因此，护士应制定针对性、规范的阴道成形术后患者健康教育模式，进行居家延伸护理的个性化健康指导，以提高手术效果和患者的生活质量。

参考文献

［1］秦成路，罗光楠，罗新. 基于生理功能需求的阴道成形术后系统管理［J］. 中国计划生育和妇产科，2020，12（12）：13－16.

［2］刘霞，李莉，田小娟. MRKH 综合征患者术后居家健康教育需求的质性研究［J］. 护理研究，2018，32（1）：134－137.

［3］康佳，陈娜，朱兰. MRKH 综合征的遗传病因学研究进展［J］. 中华妇产科杂志，2019，54（4）：276－279.

病例 2　46，XY 性发育异常

一、病史汇报

现病史：患者女性，34 岁。因"无月经初潮，发现染色体异常 1⁺月"入院。患者 18 年前因月经未来潮确诊先天性无子宫，未进行特殊处置。患者及其家属选择社会性别为女性，自幼按女性抚养，今为行性腺切除手术来我院就诊。患者偶有下肢乏力，无头晕、心悸、气促等不适。自患病以来，患者精神、食欲可，睡眠佳，大小便正常，体重无明显增减。

既往史：一般情况可，无传染病史，无过敏史，无外伤史，无输血史。1⁺年前因头晕、恶心、高血压伴反复低钾血症，诊断为"左侧肾上腺腺瘤"，于泌尿外科行"左侧肾上腺部分切除术"。术后长期口服硝苯地平控释片行降压治疗。2 个月前再次出现不适就诊，完善相关检查后考虑"先天性肾上腺皮质增生症：17α－羟化酶缺乏症"，予以地塞米松、螺内酯、硝苯地平、氧化钾缓释片等对症支持治疗，染色体检查示 46，XY。

婚育史：未婚，无离异、再婚、丧偶史。初次性生活年龄不详，无婚外性伴侣，否认近亲婚配。顺产次数 0，流产次数 0，剖宫产次数 0，宫外孕次数 0。无计划生育措施。

专科查体：第二性征为女性，未见明显喉结，乳房平坦。外阴呈幼女型，见阴道口，探查阴道深度约 5cm。肛查未扪及子宫、附件。双侧腹股沟未扪及明显包块。

辅助检查：染色体核型分析示 46，XY。激素检查示皮质酮＞20ng/mL、17α－羟孕烯醇酮＜0.20nmol/L、孕烯醇酮 15752.91pg/L、硫酸脱氢表雄酮＜25ng/mL、雌二醇＜20pg/mL、睾酮＜80ng/mL。腹部彩超示子宫发育异常，双侧腹股沟区弱回声带（性腺？）。

入院诊断：先天性肾上腺皮质增生症：17α－羟化酶缺乏症；46，XY，性发育异常；左侧肾上腺部分切除术后；高血压。

手术方式：全麻腹腔镜下双侧性腺切除术。

术后诊断：先天性肾上腺皮质增生症：17α－羟化酶缺乏症；46，XY 性发育异常；左侧肾上腺部分切除术后；高血压；轻度贫血。

病程摘要：手术顺利，术中患者生命体征平稳，术中失血 2mL。术后安返回病房，疼痛评分 2 分，予一级护理、术流饮食、心电监护、吸氧、静脉补液。术后第 1 天，患者生命体征平稳，切口愈合良好，无高热、腹痛，肛门已排气，未述特殊不适，停心电监护，予以出院。

二、护理查房要点

(一) 护理问题

1. 疼痛: 与手术切口有关。
2. 有跌倒的风险: 与下肢乏力有关。
3. 有感染的风险: 与使用地塞米松、轻度贫血有关。
4. 潜在并发症: 电解质紊乱、高血压危象。
5. 自我形象紊乱: 与先天性无子宫有关。
6. 知识缺乏: 缺乏疾病及手术相关知识。

(二) 护理目标

1. 维持生命体征平稳, 积极预防并发症。
2. 患者疼痛缓解。
3. 患者了解自身疾病及手术相关知识, 掌握康复注意事项。
4. 患者焦虑情绪缓解, 能正确认识自身疾病, 认同自身身份。

(三) 护理措施

1. 疼痛管理: 定期评估患者疼痛的部位、性质、程度及持续时间, 使用疼痛评估量表进行量化评估, 记录疼痛变化情况。指导患者进行放松训练, 如深呼吸等, 转移注意力, 缓解疼痛。为患者创造舒适的环境, 保持病房安静、整洁。

2. 预防跌倒: 使用疲劳量表或动作评估量表, 了解患者乏力的变化情况。确保病房无障碍物, 地面干燥平整, 防止患者滑倒或跌倒。定期检查血钾、血钠等电解质水平, 及时发现并纠正异常。鼓励患者进行适当活动, 每天早晚按摩下肢肌肉, 缓解肌肉疲劳。

3. 预防感染: 维持环境清洁卫生, 定期开窗通风。教育患者勤洗手, 避免接触感染源。定期监测患者体温, 及时发现感染迹象。

4. 电解质管理: 密切关注患者电解质水平, 尤其是钾、钠等, 防止因手术应激导致的电解质失衡。关注患者是否有电解质失衡的临床表现, 如肌无力、心律失常、乏力、抽搐等。严格遵医嘱使用调节电解质的药物, 如利尿剂、补钾剂等, 并观察药物的疗效及不良反应。根据电解质失衡的类型, 调整饮食结构。例如, 低钠血症患者可适当增加钠盐的摄入, 低钾血症患者可多摄入富含钾的食物。

5. 血压管理: 保持积极、乐观的心态, 指导患者养成良好的生活习惯, 饮食清淡, 控制体重。血压测定遵循定时间、定部位、定血压计的原则。指导患者严格遵医嘱使用降压药物, 不擅自增减剂量或更换药物, 并在服药后密切关注血压变化。

6. 心理支持: 主动与患者交流, 倾听患者心声, 解答患者的疑问。鼓励患者参与社交活动, 增强其自信心; 提供心理咨询, 帮助患者调整自我形象, 告知患者家属多陪伴支持患者，关注患者情绪。如发现患者出现严重心理问题，及时联系心理医生。

7. 健康教育：用通俗的语言和图文并茂的方式讲解疾病与手术相关知识。术前为患者提供性腺切除术后的康复信息。术后鼓励患者早期床上活动，逐渐增加活动量。

三、病例讨论

问题：对于该患者复杂的病情，如何进行多维度的出院指导？

1. 疾病知识方面：向患者详细解释先天性肾上腺皮质增生症、46，XY 性发育异常等疾病的长期管理要点，包括需要终身关注激素水平变化及可能出现的并发症，如高血压、电解质失衡等。告知患者定期复查激素水平、肾功能、电解质等指标的重要性及具体复查时间间隔。

2. 药物治疗方面：指导患者正确服用地塞米松、螺内酯等药物，告知药物的作用、剂量、服用方法及可能出现的不良反应。强调不可随意增减药量或停药，如有不适及时就医。

3. 生活方式方面：饮食上，建议患者保持均衡饮食，控制体重，增加富含钙和维生素 D 的食物摄入。同时，注意低嘌呤饮食，减少高尿酸血症的风险。运动上，鼓励患者进行适度的体育锻炼，如散步、瑜伽等，增强体质，但避免过度劳累。休息上，指导患者保证充足的睡眠，规律作息。

4. 心理调适方面：提醒患者及其家属关注患者的心理状态，46，XY 性发育异常可能对患者心理产生长期影响。鼓励患者积极参与社交活动，保持乐观心态。若患者出现心理困扰，及时寻求专业心理帮助。

5. 复诊方面：制订详细的复诊计划，告知患者下次复诊的时间、需要检查的项目，如激素六项、血电解质、肾上腺及盆腔超声等，以便及时调整治疗方案。

四、疾病重点知识

46，XY 性发育异常是一类涉及染色体、性腺及生殖器发育异常的疾病谱，精准诊断依赖于详细的病史采集、全面的体格检查、染色体核型分析及多种激素水平测定。目前，针对此类患者的治疗强调多学科协作模式，包括内分泌科、泌尿外科、妇产科及心理科等，以实现疾病的综合管理和患者生活质量的提升。

参考文献

[1] 李娟，王秀敏. 先天性肾上腺皮质增生症的诊治与管理 [J]. 中华全科医师杂志，2023，22 (6)：574－579.

[2] 中华医学会儿科分会罕见病学组，中国医师协会医学遗传医师分会，中国妇幼保健协会出生缺陷防治与分子遗传分会，等. 21 羟化酶缺陷导致的先天性肾上腺皮质增生症的实验室诊断共识 [J]. 中华医学遗传学杂志，2023，40 (7)：769－780.

[3] 中华医学会男科学分会，46，XY 性发育异常基因诊断专家共识编写组，刘国昌. 46，XY 性发育异常基因诊断专家共识 [J]. 中华男科学杂志，2024，30 (1)：83－95.

第五章　盆底功能障碍性疾病及生殖器损伤查房精要

病例 1　子宫脱垂

一、病史汇报

现病史：患者女性，86 岁。因"发现阴道可复性肿物半年，加重 1⁺月"入院。半年前患者出现阴道可复性肿物脱出，约鸽子蛋大小，休息后可自行回纳，咳嗽、打喷嚏时漏尿，有尿频和尿急症状，无会阴坠胀、走路摩擦感、排尿困难、异常阴道流血流液等。1⁺月前患者自觉上述症状加重，要求手术治疗入院。

既往史：一般情况良好，无病毒性肝炎、结核或其他传染病史。患有高血压 10 余年，口服马来酸左氨氯地平片治疗。确诊阿尔茨海默病 3 年，未治疗。外院头颅 CT 提示脑萎缩，双侧基底节区腔隙性梗死灶可能。无过敏史、手术史、输血史。

婚育史：25 岁结婚，配偶体健，无离异、再婚、丧偶史。顺产次数 3，流产次数 0，剖宫产次数 0，宫外孕次数 0，无计划生育措施。

专科查体：女性，已婚已产式。外阴发育正常。阴道通畅，无畸形，黏膜色泽正常，分泌物多，白色稀糊样，无异味。宫颈肥大，增厚，无接触性出血，宫颈管内无出血。宫体前位，萎缩，质中，表面光滑，无压痛，宫体、阴道前壁、阴道后壁脱出于处女膜缘。

辅助检查：颅脑 CT 平扫示双侧大脑半球脑沟增宽、加深，双侧侧脑室稍增宽，双侧侧脑室旁脑白质区见片状稍低密度影，边界模糊，双侧基底节区斑点状稍低密度影；脑萎缩、脑白质脱髓鞘改变；双侧基底节区腔隙性梗死灶可能。POP-Q 评分：Aa +1，Ba +5，C +4，Gh 5，Pb 2，TVL 7，AP −1，BP +3、D +3。其余实验室检查未见明显异常。

入院诊断：子宫脱垂Ⅲ度；阴道前壁脱垂Ⅳ度；阴道后壁脱垂Ⅲ度；压力性尿失禁；高血压；阿尔茨海默病。

手术方式：全麻下行阴式子宫全切术、会阴封闭术、阴道填塞术。

术后诊断：子宫脱垂Ⅲ度；阴道前壁脱垂Ⅳ度；阴道后壁脱垂Ⅲ度；压力性尿失禁；高血压；阿尔茨海默病。

病程摘要：麻醉状态下，尿道黏膜外翻明显，不排除患者合并尿道憩室，行手术不一定完全缓解患者尿失禁的情况，暂停单切口经闭孔尿道中段无张力悬吊术（TVT-S），家属沟通后同意。行全切除子宫、阴道前壁、阴道后壁及会阴体组织，术中留置尿管1根。术毕生命体征平稳，予一级护理、心电监护、术流饮食、静脉补液、头孢唑林钠预防感染。术后第1天，患者生命体征平稳，尿管通畅，尿色清亮；肛门未排气，无明显腹胀；腹软，无压痛及反跳痛；会阴伤口无红肿、渗液等。继续予头孢唑林钠预防感染。术后Caprini评分5分，血栓风险高危，予气压治疗，予依诺肝素钠4000IU预防血栓，予超声波治疗促进肠道功能恢复。术后第2天，患者生命体征平稳，肠蠕动功能恢复，肛门已排气，拔除尿管，阴道无流血、流液，继续予气压治疗，低分子量肝素4000IU皮下注射预防血栓。复查血常规示血红蛋白101g/L。术后第3天，患者生命体征平稳，无高热、腹痛、阴道异常流血，予以出院。

二、护理查房要点

（一）护理问题

1. 疼痛：与手术创伤有关。
2. 排尿异常：与子宫脱垂压迫尿道有关。
3. 组织完整性受损：与子宫脱出阴道有关。
4. 认知功能障碍：与阿尔茨海默病有关。
5. 自理能力下降：与阿尔茨海默病有关。
6. 有跌倒的风险：与患者认知功能障碍、平衡能力不佳及术后留置管道有关。
7. 舒适度改变：与子宫脱垂后引起的坠胀、腰骶部酸痛有关。
8. 焦虑与恐惧：与疾病预后的不确定性有关。
9. 潜在并发症：有感染的风险，与手术及留置管道有关。

（二）护理目标

1. 患者疼痛程度减轻。
2. 患者排尿、排便功能改善。
3. 患者组织皮肤无破损。
4. 患者生活自理能力维持。
5. 患者焦虑恐惧减轻或消失。
6. 患者未发生跌倒、坠床等情况。
7. 患者腰骶部酸痛及坠胀等不适症状减轻。
8. 给予家庭宣教，促进康复。

（三）护理措施

1. 疼痛的护理：阿尔茨海默病患者由于认知功能受损，可能无法准确表达疼痛感受。对于能够表达的患者，可用视觉模拟评分（visual analogue scale，VAS）等工具。对于无法准确表达的患者，可通过观察患者的面部表情、肢体动作等非语言行为来判断疼痛程度。联合应用外周镇痛和全身性镇痛药（如阿片类药物等）多模式镇痛。还可以采用如温热敷、按摩、音乐疗法等缓解患者疼痛。

2. 排尿功能训练：可通过温水冲洗会阴部、听流水声等方式诱导排尿。也可尝试按摩、热敷下腹部，帮助患者放松膀胱肌肉，促进排尿。指导患者养成定时排尿的习惯，以重建排尿反射。指导患者进行盆底肌收缩和放松训练，增强尿道括约肌功能，有助于缓解排尿异常。

3. 认知功能障碍的护理：术后可能出现认知功能障碍加重的情况，如谵妄、幻觉等。护士需密切观察患者意识状态、定向力和记忆力的变化，给予心理支持与安抚，保持耐心，用简单、清晰的语言与患者交流，避免与患者争执。为患者创造熟悉、安全的环境，减少刺激。在病房内张贴患者熟悉的照片或物品，帮助其建立安全感。

4. 药物管理：严格遵医嘱服药，观察服药后的效果及有无不良反应，并做好记录。

5. 保持局部清洁：每天用温水或生理盐水清洗外阴及阴道口，避免使用刺激性洗液。清洗后轻轻擦干，保持局部皮肤干燥。指导患者穿着宽松、透气的棉质内裤，避免过紧的内裤对局部造成摩擦。根据分泌物的量，及时更换内裤和护垫，避免使用粗糙的护垫，减少对局部皮肤的摩擦，保持局部清洁干燥。

6. 尿管护理：每天温水清洁，定期更换，妥善固定，保持引流通畅，避免牵拉、打折。引流位置低于膀胱水平，防止尿液逆流引起感染。指导患者每天饮水 1500mL 以上，观察尿液的量、颜色和性状，如有异常，及时告知医生。

7. 安全护理：病房内应保持地面干燥、无障碍物，安装扶手和防滑垫，使用床栏。走廊、卫生间有足够的照明。将剪刀、刀具、药物等危险物品妥善保管，避免患者接触。患者可能因定向力障碍而走失，可安排 24 小时家属陪护，同时可在患者衣物中放置写有家属联系方式的卡片。粘贴防跌倒标识，指导患者选择合适的衣物，避免过紧或过长，降低跌倒的风险。定时监测生命体征并做好记录。

8. 生活护理：指导患者控制钠盐的摄入，饮食应清淡、易消化，避免进食过多。鼓励患者多饮水，预防脱水。鼓励患者在家属陪护下进行适当的活动，如床上翻身、凯格尔运动（Kegel exercise）、提肛运动等，促进身体恢复。指导患者避免重体力劳动，保持大便通畅，保证充分的休息和睡眠，促进康复。

9. 心理护理：关注患者情绪变化，多陪伴、鼓励患者，给予情感上的支持。鼓励家属多探望患者，增强其安全感。帮助患者进行放松练习，如冥想等，缓解其焦虑和压力。

10. 家庭支持：鼓励家属多关心、照顾患者，给予生活上的帮助和心理上的支持，营造良好的家庭氛围，促进患者康复。

三、病例讨论

问题：该患者术后的康复运动可能会遇到哪些问题？

1. 认知功能障碍：阿尔茨海默病的核心问题为认知功能逐步丧失，包括记忆力、判断力和学习能力减退，手术及麻醉可能进一步加重认知功能减退，使得患者难以完成日常任务，增加康复的复杂性。

2. 护理难度增加：患者无法准确表达需求，或可能面临患者排斥情绪或极端行为问题，同时还要应对术后护理的多种复杂情况。

3. 疼痛：

（1）切口疼痛。如果运动强度过大或姿势不正确，会牵拉手术切口，引起疼痛，严重时甚至导致切口裂开、愈合不良，增加感染的风险。

（2）肌肉酸痛。康复运动时，盆底肌肉、腹部肌肉等会被调动起来，运动后可能会出现乳酸堆积，长期缺乏运动的患者的情况可能会更严重，导致肌肉酸痛，影响患者继续运动的积极性。

4. 体力不支：

（1）年龄因素。患者年龄较大，身体功能下降，康复运动时易出现体力不支，难以完成运动计划。

（2）术后虚弱。在术后恢复期间，患者整体状态比较虚弱，易出现头晕、乏力等症状。

5. 运动损伤：

（1）姿势不当。未掌握正确的运动姿势和方法，易导致肌肉拉伤。

（2）过度运动。过度进行康复运动，易引发关节损伤、肌肉劳损等。

6. 尿失禁：训练过程中，盆底肌肉的张力发生变化，对膀胱的支撑和控制作用还未恢复到正常状态。

7. 排尿困难：康复运动易引起局部组织肿胀或肌肉紧张，压迫尿道，导致排尿困难，增加泌尿系统感染的风险。

8. 心理问题：

（1）焦虑。术后环境陌生且充满压力，加上患者对康复效果的担忧，以及运动过程中出现不适等原因，患者容易焦虑，导致肌肉更加紧张，不利于康复运动的进行。

（2）缺乏信心。康复过程中效果不明显或出现疼痛、体力不支等情况，可能导致患者失去信心，放弃康复运动。

9. 依从性差：康复运动需要坚持才能取得良好效果，患者会因为各种原因，不能按时、按量进行运动，导致康复效果不佳。

10. 环境因素：患者对术后运动环境感到陌生，影响运动体验或导致不配合运动。

四、疾病重点知识

（一）盆底功能障碍性疾病概述

随着妊娠、分娩、绝经等生理过程的来临，女性会出现泌尿、生殖和肛肠三个系统交错的功能紊乱，导致盆腔器官脱垂（pelvic organ prolapse，POP）、排尿排便及性功能障碍等盆底功能障碍性疾病（pelvic floor dysfunction，PFD）。随着我国人口老龄化进程加快，高发于老年女性的盆底功能障碍性疾病逐渐成为影响女性健康的主要疾病之一。在盆底功能障碍性疾病中，盆腔器官脱垂是临床最常见，也是对女性生活质量影响最大的一类疾病。根据国内调查数据，我国育龄女性盆腔器官脱垂的患病率接近20％，其中症状性盆腔器官脱垂在成年女性中的患病率约9.6％，主要症状为阴道口肿物脱出，常伴有排尿、排便或性功能障碍，不同程度地影响患者的生命质量。我国人口众多，在部分经济欠发达地区，女性由于经济、文化、传统观念等因素的影响，往往不愿意因盆腔器官脱垂到医院寻求医生的帮助，因此，盆腔器官脱垂在我国女性中的实际患病率可能要高于流行病学调查结果。

（二）盆腔器官脱垂发病因素

1. 妊娠及分娩：与剖宫产相比，阴道分娩，特别是产钳或胎吸下困难的阴道分娩与盆腔器官脱垂的风险增加有关，其中首次阴道分娩是主要因素。

2. 衰老：盆底肌肉韧带功能随着年龄增长而减弱。

3. 腹压增加：如慢性咳嗽、腹水、腹型肥胖、持续负重或便秘可造成腹压增加，导致盆腔器官脱垂。

4. 体重过高：体重指数（BMI）>30kg/m^2、腰围≥88cm是盆腔器官脱垂的风险因素。肥胖女性患者盆腔器官脱垂的风险是正常体重女性的1.44倍。肥胖可能通过改变内分泌代谢促进盆腔器官脱垂的发展。体重过低也是盆腔器官脱垂的相关风险因素，研究报道BMI<18.5 kg/m^{2}的女性盆腔器官脱垂风险增加2.59倍。

5. 家族史：家族史是盆腔器官脱垂发生和复发的风险因素。

6. 慢性病及生活方式：高血压、血脂异常、糖尿病、吸烟、缺乏锻炼都是盆腔器官脱垂的风险因素。

（三）盆腔器官脱垂早期干预措施

早期干预对预防和延缓盆腔器官脱垂进展至关重要，以下是针对盆腔器官脱垂高风险人群的早期干预措施。

1. 风险因素评估。同时具备多个风险因素（如肥胖、慢性咳嗽、便秘、产后等）的个体应视为高风险人群，应进行全面综合评估，包括详细的问诊、体格检查，并进行盆底肌力检测、盆底超声等相关辅助检查，了解盆底功能状况，并应尽早开始干预。

2. 生活方式干预。

（1）控制体重：肥胖造成的长期腹压增高，可能造成会阴部神经和盆底肌肉损伤，建议将BMI维持在18.5～23.9kg/m^2。超重人群建议通过科学饮食、在专业人员指导下适当运动来减重。对于消瘦（BMI<18.5kg/m^2）人群，要进行营养风险评估，在营养师的指导下合理饮食，适当补充营养。

（2）戒烟：吸烟增加慢性咳嗽的风险，从而导致腹压升高，增加盆腔器官脱垂的风险。吸烟还会影响胶原蛋白合成，削弱盆底组织力量。

（3）避免重体力劳动和高强度运动：长期负重或频繁增加腹压的活动，如搬运重物等，会损伤盆底肌肉。

（4）保持大便通畅、预防便秘：增加膳食纤维摄入，如蔬菜、水果等，预防便秘增加腹压。

3. 盆底肌锻炼。凯格尔运动简单、方便，能有效锻炼盆底肌肉，延缓疾病的发生和进展。对于产后女性，凯格尔运动在预防盆腔器官脱垂发生和降低疾病严重程度方面具有良好作用。对于盆底肌力<3 级的个体，凯格尔运动可通过加强薄弱的盆底肌的力量和协调性，增强盆底支持，改善盆底功能。推荐在专业人士指导和监督下进行凯格尔运动，并持续 3 个月或更长时间，必要时可以辅助生物反馈治疗加强锻炼效果。当盆底肌力达到 3 级及以上时，建议辅以阴道哑铃居家练习，并尽可能长期坚持。

4. 慢性病管理。积极治疗慢性咳嗽、高血压、糖尿病等慢性病，缓解慢性腹压增高状态，改善身体代谢及免疫状态，降低炎症反应水平，对预防盆腔器官脱垂有促进作用。

5. 会阴裂伤的预防和积极治疗。做好产前、产时、产后干预，降低阴道分娩过程中会阴裂伤风险。严格遵循会阴切开术和阴道助产的指征，分娩过程中适度保护会阴和控制胎头娩出速度可明显降低会阴重度裂伤率。对于分娩过程中发生的会阴裂伤，必要时进行修补并重建会阴体，缩小生殖道裂孔径线至<3.5cm，对预防盆底功能障碍性疾病的发生有益。

6. 雌激素的应用。雌激素在生殖器和下尿路的健康和功能中发挥着重要作用，雌激素受体存在于阴道、尿道、膀胱和盆底肌肉组织中。泌尿生殖器萎缩症状较为明显的患者，在医生指导下，使用阴道雌激素治疗可以改善阴道干涩、疼痛、性生活困难及下尿路症状。长期使用激素者应当监测子宫内膜厚度。

7. 长期随访管理。保持良好心理状态，积极治疗。对于有盆腔器官脱垂家族史、多次分娩等高危因素的人群，尤其是产后女性，应定期随访，评估风险因素，及时调整干预策略，并持续监测干预效果。

参考文献

［1］中国医学会泌尿外科学分会. 女性盆腔器官脱垂的风险预警及早期干预专家共识［J］. 实用妇产科杂志，2024，40（7）：532－537.

［2］宋晓红，白文佩，朱兰，等. 肥胖女性压力性尿失禁体质量管理中国专家共识（2020 版）［J］. 实用临床医药杂志，2020，24（1）：1－5.

［3］Okeahialam N A，Dworzynski K，Jacklin P，et al. Prevention and non－surgical management of pelvic floor dysfunction：summary of NICE guidance［J］. BMJ，2022，376：n3049.

［4］孔北华，马丁，段涛. 妇产科护理学［M］. 10 版. 北京：人民卫生出版社，2024.

病例 2 压力性尿失禁

一、病史汇报

现病史：患者女性，32 岁。因"咳嗽后漏尿 7⁺年，发现左附件区占位 6⁺年"入院。外院尿动力学检查示符合压力性尿失禁尿动力学表现（ALPP 分型 Ⅱ～Ⅲ 型，中度），最大膀胱测压容量减小（约<350mL），膀胱感觉敏感性增加，残余尿约 5mL。患者门诊检查结果：阴道容 3 指，咳嗽引发漏尿，指压试验阳性，宫颈轻度糜烂。因患者要求手术治疗入院。

既往史：头孢皮试阳性，一般情况良好，无病毒性肝炎、结核或其他传染病史，无外伤史。1⁺年前行人流 1 次。无输血史，无特殊病史。

婚育史：已婚，配偶体健，无离异、再婚、丧偶史。

专科查体：第一性征为女性，已婚已产式，外阴发育正常。会阴见陈旧性裂伤。阴道通畅，无充血，容 3 指。咳嗽引发漏尿，指压试验阳性。宫颈轻度糜烂。宫体前位，形态大小正常，质中，表面光滑，无压痛。左附件扪及 5cm 以上边界清楚包块，活动。右附件未扪及异常。

辅助检查：子宫及双附件阴道彩超示子宫前位，宫体大小 4.0cm×4.6cm×4.8cm，未探及明显异常血流信号。左卵巢上查见 5.2cm×3.9cm×4.8cm 囊性占位，囊液清亮，囊壁探及血流信号。

入院诊断：压力性尿失禁（Ⅱ型中度）；阴道松弛中度；阴道前壁脱垂 Ⅱ 度；陈旧性会阴裂伤；左卵巢囊肿（？）。

手术方式：经阴道耻骨后尿道中段悬吊术、膀胱镜检查术、阴道后壁修补术、会阴体修补术、阴道填塞术、单孔腹腔镜下左卵巢冠囊肿剥除术、脐整形术。

术后诊断：压力性尿失禁（Ⅱ型中度）；阴道松弛中度；阴道前壁脱垂 Ⅱ 度；陈旧性会阴裂伤；左卵巢冠囊肿；膀胱过度活动症（中度）。

病程摘要：

术中情况：子宫前位，形态大小正常。右输卵管及右卵巢外观未见明显异常。左输卵管外观未见明显异常，左卵巢冠见一直径 5⁺cm 囊肿，壁薄、液清。术中使用耻骨后经阴道前壁尿道悬吊器。穿刺后行膀胱镜检查，见膀胱黏膜完整光滑，无刮伤，未见尿道悬吊器。双侧输尿管开口喷尿正常，术后阴道容 2 指，留置尿管 1 根。术毕患者生命体征平稳，遵医嘱予补液治疗，予心电监护，头孢美唑预防感染。

术后第 1 天：血常规检查示白细胞计数 $11.1×10^9/L$，血红蛋白 110g/L。尿色清亮，尿管通畅，取阴道纱条，肠鸣正常，肛门已排气，轻微腹胀。予超声理疗，薄荷水口服促进排气，嘱患者适当下床活动，继续予头孢美唑抗感染。术后第 2 天：取尿管，小便自解通畅，继续予头孢美唑抗感染。术后第 3 天：患者生命体征平稳，一般情况可。血常规检查示白细胞计数 7.1×10^9/L，血红蛋白 118g/L。继续予头孢美唑抗感染。术后第 4 天：患者诉咽喉不适，咳嗽、咳痰，予盐酸氨溴索雾化化痰。因为存在Ⅱ类伤口，继续予头孢美唑抗感染。术后第 5 天：患者诉咽喉不适，咳嗽、咳痰较前稍好转，继续予盐酸氨溴索雾化化痰。术后第 6 天予以出院。

二、护理查房要点

（一）护理问题

1. 排尿功能障碍：与疾病所致盆底肌松弛、尿道括约肌功能下降等有关。
2. 自我形象紊乱：与疾病所致尿液不自主外渗有关。
3. 焦虑与恐惧：与担心疾病预后、害怕手术有关。
4. 有感染的危险：与尿液外渗，容易导致外阴部皮肤破损有关。
5. 性生活质量下降：与阴道松弛引起性体验差有关。
6. 盆底功能障碍：与阴道松弛引起盆底肌肌力不足有关。
7. 舒适的改变：与尿液外渗有关。
8. 知识缺乏：缺乏疾病相关知识。

（二）护理目标

1. 症状缓解与功能恢复。
2. 患者焦虑与恐惧缓解，生活质量提高。
3. 患者盆底功能提高。
4. 未发生感染。
5. 患者性生活质量提升。
6. 患者了解疾病相关知识。
7. 促进术后康复。

（三）护理措施

1. 饮食护理：指导患者每日摄入足够的水分，每日 1500~2000mL，以稀释尿液，降低泌尿系统发生感染的风险。但同时要避免一次性大量饮水，在白天均匀分配饮水量，睡前 2~3 小时减少饮水，防止夜间尿失禁。增加膳食纤维的摄入，多吃蔬菜、水果、全谷类食物等，预防便秘的发生。因为便秘会增加腹压，加重尿失禁症状。

2. 膀胱功能训练：指导患者进行膀胱功能训练，养成定时排尿、间断排尿的习惯。初始阶段可以每 2~3 小时提醒患者排尿 1 次，逐渐延长间隔时间，帮助患者重建良好的排尿习惯，增强膀胱的控制能力。

3. 心理护理：与患者建立良好的信任关系，理解患者因尿失禁、阴道松弛产生的自卑、羞耻等情绪，向患者讲解压力性尿失禁是一种常见的疾病，减轻患者的心理负担。鼓励患者家属给予患者情感支持，让患者感受到家属的理解和关心，增强其战胜疾病的信心。鼓励患者参加一些适合的社交活动，如与朋友聚会等。

4. 疾病相关知识教育：主动向患者及家属提供疾病原因、手术、预后等相关知识教育，包括饮食指导、生活方式调整、盆底肌训练方法等。

5. 预防感染：保持外阴部清洁干燥，每天用温水清洗外阴部，避免使用刺激性洗液；指导患者多饮水，勤排尿，以预防尿路感染。同时观察患者有无发热、尿液浑浊、尿液异味，以及会阴部有无异常分泌物等感染迹象，如发现异常，及时报告医生，遵医嘱合理使用抗生素。

6. 皮肤护理：保持会阴部清洁干燥，每天用温水清洗会阴部，清洗后用柔软的毛巾轻轻擦干，避免用力擦拭导致皮肤损伤。选用合适的失禁护理产品，如吸收性好的尿垫、尿裤，发生尿失禁后应及时更换，防止尿液长时间刺激皮肤，降低皮肤炎症和破损的风险。

7. 性生活指导：建议患者的配偶参与护理过程，夫妻共同面对、处理问题，增强患者的心理安全感和幸福感。指导患者进行盆底肌肉锻炼，在性生活中避免过度用力或剧烈运动，以免增加腹压导致尿失禁情况。指导患者做好性生活前后的卫生护理，预防感染发生。

8. 盆底功能障碍的护理：指导患者避免长时间的站立、久坐、提重物等增加腹压的行为；养成正确的排尿和排便习惯。指导患者正确进行盆底肌收缩训练，如凯格尔运动等，也可予电刺激与生物反馈治疗，同时可以使用辅助器具，如子宫托等。

三、病例讨论

问题：针对该患者的盆底功能训练方法有哪些？

1. 凯格尔运动：盆底功能训练的核心方法，平卧、坐位或站立位均可进行。缓慢收缩盆底肌，保持收缩 5～10 秒，然后放松 5～10 秒。每组重复 10～15 次，每天进行 3～4 组。随着盆底肌力量的增强，逐渐延长收缩的持续时间和增加每天训练的组数，也可以在不同姿势下进行训练，如站立、行走等。

2. 生物反馈训练：在康复师的指导下，使用生物反馈仪进行训练。生物反馈仪会将盆底肌的收缩情况转化为图像或声音信号，显示在屏幕上。根据屏幕上的反馈信息，患者可以调整盆底肌的收缩力度和持续时间，确保训练的准确性和效果。每次训练 20～30 分钟，每周 2～3 次，4～6 周为 1 个疗程。

3. 电刺激治疗：需要在专业医疗机构及医疗人员指导下进行。通过电刺激器发出电流刺激盆底肌。根据患者耐受程度，适当调整电流强度和刺激频率，确保患者舒适且能有效刺激肌肉。每次治疗 20～30 分钟，每周 2～3 次，一个疗程为 4～6 周。

4. 球类运动：坐在瑞士球上，保持身体平衡，进行盆底肌肉收缩训练。也可以在瑞士球上进行一些简单的腿部运动，如抬腿、屈膝等。随着身体平衡能力的提高，可以增加运动的难度，如在瑞士球上进行桥式运动或俯卧撑等。

5. 瑜伽和普拉提：瑜伽和普拉提可以帮助患者增强核心肌群的力量。患者可以在专业教练的指导下，选择合适的瑜伽或普拉提课程。重点练习核心肌群（腹部、腰部和盆底肌）的力量，如猫牛式、桥式、平板支撑等。每周进行 2~3 次瑜伽或普拉提练习，每次 30~60 分钟。

6. 日常生活中的盆底肌训练：站立时，尝试收缩盆底肌，保持 5~10 秒后放松，重复 10~15 次。行走时有意识地收缩盆底肌，保持肌肉紧张状态，行走一段距离后放松。在咳嗽、打喷嚏或大笑前，提前收缩盆底肌，减少尿液漏出。

7. 辅助器具训练：患者在医生或康复师的指导下，使用盆底康复器进行训练。康复器可以提供一定的阻力，帮助患者更好地感知和控制盆底肌。根据患者的耐受程度，调整盆底康复器的阻力和训练强度，确保训练效果。每次使用 15~20 分钟，每周 3~4 次。

8. 膀胱功能训练：①定时排尿，如每 2~3 小时排尿 1 次，逐渐延长排尿间隔时间。②延时排尿，当患者有尿意时，尝试延迟 5~10 分钟再排尿，逐渐增加膀胱容量。③放松排尿，在排尿时，尽量放松身体，避免用力过猛，减少腹压对膀胱的影响。

四、疾病重点知识

（一）压力性尿失禁的中医药治疗

压力性尿失禁（stress urinary incontinence，SUI）是指喷嚏、咳嗽、大笑运动等腹压增加时，尿液不自主地从尿道外口漏出，是影响女性生活质量的常见疾病。手术治疗仅适用于中重度压力性尿失禁及合并盆腔器官脱垂者，对于轻中度压力性尿失禁或有手术禁忌证的患者多采用药物治疗，但因疗效不显著、不良反应明显等限制难以推广。

本病属于中医学"遗溺""小便不禁""膀胱咳"等范畴，中医药治疗在改善临床症状、降低国际尿失禁咨询委员会尿失禁问卷调查表简表（ICI-Q-SF）评分、尿失禁次数、1 小时尿垫试验漏尿量等方面疗效明显，且不良反应较少。中医药治疗压力性尿失禁应当遵循以下原则：

（1）虚实夹杂，治当扶正祛邪。虚者治以补虚固涩，夹杂湿热血瘀之邪则先祛邪后扶正。具体治疗方法包括中药治疗、艾灸治疗、针灸治疗、针药治疗、穴位贴敷治疗、传统功法治疗（收缩提肛功法）、盆底肌训练、电针等。中医药治疗手段对改善盆底支撑力量、缓解脱垂和漏尿症状有一定的作用，可作为辅助治疗手段。

（2）预防调摄。在中医治未病理论指导下的预防调摄包括未病先防和既病防变两方面，提倡健康生活方式，消除不利于心理和身体健康的行为和习惯，以减少尿失禁发病危险。

（二）压力性尿失禁手术治疗方式

压力性尿失禁的手术治疗一般在患者完成生育后进行。

1. 耻骨后膀胱尿道悬吊术。该式式经腹膜外（Retzius 间隙）将膀胱颈和近端尿道两侧的筋膜缝合至耻骨联合（Marshall-Marchetti-Krantz 手术）或 Cooper 韧带

（Burch 手术），以增大膀胱尿道连接处的角度，长期疗效稳定，但创伤较大。

2. 阴道无张力尿道中段悬吊术。除解剖型压力性尿失禁外，尿道内括约肌障碍型压力性尿失禁和合并有急迫性尿失禁的混合性尿失禁也为该手术适应证。该术式可用自身筋膜或不可吸收合成材料，目前聚丙烯材料的悬吊带应用广泛。术后 1 年治愈率约为 90%，有研究报道术后 11 年的治愈率达 70% 以上。

3. 填充剂注射。在尿道周围注射透明质酸或胶原蛋白，增加括约肌纤维的肌长度来加强尿道括约肌力量。该术式风险低、恢复快，适合高龄或手术风险高者，但长期疗效有限，通常需要多次手术。

具体手术方式可根据患者具体情况（年龄、生育要求、失禁情况等）选择，确保手术的安全性和有效性。

参考文献

［1］庞秋实. 女性压力性尿失禁中医诊疗指南（2023）［J］. 中医杂志，2024，65（13）：1408-1416.

［2］庞秋实. 传统提肛运动联合健康指导改善女性 SUI 生活质量的临床疗效观察［D］. 北京：北京中医药大学，2019.

［3］李莉，高慧娟，张庆蔚，等. 针刺干预辅助盆底肌训练治疗产后压力性尿失禁临床观察［J］. 云南中医学院学报，2018，41（4）：73-75.

病例3　直肠－阴道瘘

一、病史汇报

现病史：患者女性，42岁。因"发现阴道排出粪便样物质 2+ 周"入院。2年前确诊宫颈中分化普通型宫颈内膜腺癌ⅢC1r期，HPV－18、HPV－45阳性。多次行多西他赛＋顺铂方案化疗后，复查考虑肿瘤复发。2+ 周前患者出现阴道排出粪便样物质，不伴发热、寒战、恶心、呕吐、腹胀、腹泻、尿频、尿急等不适，门诊就诊，考虑"直肠－阴道瘘"收入院。

既往史：诊断"乙肝大三阳"20+ 年，未治疗。其余无特殊。

婚育史：适龄结婚，配偶体健，无离异、再婚、丧偶史。

专科查体：腹部外形正常，全腹软，无压痛及反跳痛，腹部未触及包块，肝肋下未触及，脾肋下未触及，双肾未触及，外阴肿胀明显，尤以右侧大阴唇为甚。

辅助检查。中腹部及盆腔MRI扫描：①宫颈异常信号团片影伴多发小囊状影，上达宫颈内口，宫旁受累，直肠子宫陷凹内不规则厚壁囊状影，与子宫后壁肌层分界不清；②阴道穹隆及阴道上段稍增厚强化，右侧较明显；③盆腔脂肪间隙昏暗，盆侧壁脂肪间隙模糊，盆腹膜增厚，下腹壁、骶前、盆侧壁及盆底软组织肿胀明显；④膀胱和直肠壁增厚，直肠周围脂肪间隙昏暗，双肾、双侧输尿管异常。

入院诊断：直肠－阴道瘘；宫颈中分化普通型宫颈内膜腺癌ⅢC1r期复发；慢性乙肝。

手术方式：全麻腹腔镜下乙状结肠造口术、腹腔镜下肠粘连松解术。

术后诊断：直肠－阴道瘘；肠粘连；宫颈中分化普通型宫颈内膜腺癌ⅢC1r期（$T_{3a}N_1M_0$）第一次复发；慢性乙肝。

病程摘要：术中见盆腔粘连较重，子宫与左侧附件、盆壁、直肠之间多发粘连，盆腔多发肿瘤占位，腹腔无明显积血、积液，肠管蠕动尚可，未见破裂、穿孔等。术中留置尿管。术后患者生命体征平稳，给予一级护理，补液、心电监护、吸氧等对症支持治疗。术后第1天：患者生命体征平稳，改为二级护理，腹部造口黏膜红润，已通气，切口敷料清洁干燥；嘱饮水、下床活动，遵医嘱停尿管、心电监护、吸氧等。术后第2天：患者诉切口处稍疼痛，已饮水，造口黏膜红润，造口袋可见粪水流出，切口敷料清洁干燥；嘱进流质饮食。术后第3天：已进食，切口处有压痛，未诉发热、寒战等不适，查血红蛋白110g/L，造口黏膜红润，已通气，排黄色软便。术后第4天：造口通畅，切口敷料干燥、无明显渗出，予以出院。嘱切口部位避水、保持干燥，指导感染科门诊复查乙肝。

二、护理查房要点

（一）护理问题

1. 皮肤完整性受损：与粪液刺激外阴皮肤有关。
2. 有感染的风险：与粪液长期刺激阴道有关。
3. 疼痛：与手术创伤有关。
4. 恐惧：与不了解疾病及预后有关。
5. 自我形象紊乱：与长期阴道有粪液所致精神压力有关。
6. 胃肠功能紊乱：与疾病所致肠粘连及术中麻醉有关。

（二）护理目标

1. 预防感染发生。
2. 促进造口愈合。
3. 疼痛程度减轻。
4. 焦虑、恐惧缓解。
5. 预防肠梗阻发生。
6. 患者生活质量提高。

（三）护理措施

1. 预防感染：

（1）病情观察。密切观察患者体温变化、阴道分泌物性状和量等。发现患者体温升高、阴道分泌物增多且有异味等感染迹象时，应及时通知医生处理。

（2）尿管及会阴部护理。做好尿管及会阴部清洁，可使用碘伏棉球轻轻擦拭会阴部，每天2~3次，当有分泌物污染时，要及时清理。鼓励患者多饮水，预防尿路感染。

（3）伤口护理。保持伤口清洁，造口使用皮肤保护剂，如有渗漏及时更换造口敷料，遵医嘱合理使用抗生素。

2. 切口护理：一般术后患者需卧床休息，可采取俯卧位或侧卧位，以减少粪便对切口的污染，有利于切口愈合。保持大便通畅，避免便秘和腹泻。可通过调整饮食结构，如增加膳食纤维摄入来预防便秘。如果患者出现便秘，可在医生指导下使用缓泻剂，如开塞露等。同时，要注意观察患者大便的性状和次数，防止腹泻对切口愈合产生不利影响。

3. 饮食护理：术后禁食2~3天，待胃肠功能恢复后可先给予少量流质饮食，如米汤等，观察患者有无不适。若无不适，可逐渐增加食量，并过渡到半流质饮食、普食。饮食宜清淡、易消化，同时要保证足够的营养摄入，多吃富含蛋白质、维生素的食物，以促进切口愈合。

4. 镇静镇痛：协助患者采取舒适体位，必要时可遵医嘱使用镇痛药，并做好记录和用药后的评估。

5. 预防肠梗阻发生：观察患者排气、排便情况，避免进食产气食物，如豆类、洋葱、土豆、红薯等。指导患者适当活动，预防肠粘连，养成良好的生活习惯，避免出现肠梗阻等急性并发症。

6. 心理护理：主动与患者沟通，避免因异常气味疏远患者，缓解患者心理压力，耐心解释病情，增强患者信心，使患者能够正常进行日常活动、保持良好的身体状态和心理状态，提高患者的生活质量。

7. 造口居家指导：

(1) 造口观察。观察造口的颜色、形状、大小，检查周围皮肤，以及是否有红肿、出血、分泌物异常等情况。正常情况下，造口应呈粉红色或红色，湿润且有光泽。

(2) 造口清洁。使用温水或生理盐水清洁造口及周围皮肤，由内向外擦拭，然后彻底擦干，保持造口周围皮肤干燥。避免使用刺激性强的化学清洁剂。

(3) 造口袋更换。一般建议 3~5 天更换 1 次造口袋，如果出现渗漏或底盘潮湿，应立即更换。更换时，自上而下轻柔揭除旧底盘，避免撕扯损伤皮肤。使用造口尺测量造口大小，裁剪合适的底盘开口，开口应比造口大 1~2mm。

8. 饮食护理：避免进食过于粗糙、高纤维、辛辣或产气多的食物，如牛奶、豆浆等。多食易消化、高蛋白质、富含维生素的食物，保持大便通畅。

9. 生活护理：适当运动，如散步，避免剧烈运动或增加腹压的活动，如举重等。选择柔软、宽松衣物，避免紧身衣裤压迫或摩擦造口。伤口愈合后可正常沐浴，但避免在造口周围皮肤涂抹润肤霜或油剂。

10. 心理支持：家属应给予患者心理支持，鼓励患者积极参与护理过程，提高自我护理能力。

三、病例讨论

问题：直肠－阴道瘘的非手术治疗方式有哪些？

部分报道显示，直肠－阴道瘘经保守治疗可自愈，临床上由吻合器引起的术后直肠－阴道瘘，瘘口较小（<0.5cm）、症状轻微、病因可逆时，经非手术治疗可以愈合。直肠－阴道瘘的主要非手术治疗方法如下。

1. 期待疗法：通过控制排便达到瘘口愈合的目的。

2. 支持治疗：控制饮食，补充膳食纤维，纠正不良营养状况。根据不同的病情选择普通饮食、流质饮食或肠外营养等。

3. 辅助治疗：

(1) 调整排便。保持排便通畅，大便质软成形，必要时使用大便软化剂。

(2) 控制感染。按疗程选用合适的抗生素全身治疗或局部治疗炎症。

(3) 局部处理。每日温水坐浴，局部换药、阴道冲洗。

(4) 引流。分泌物多者可放置引流管或引流条引流，减轻局部刺激。

(5) 减少局部刺激。避免阴道操作，使用护垫或卫生棉条，保持会阴干燥。

4. 控制基础疾病：糖尿病患者控制血糖，加强营养支持。

四、疾病重点知识

直肠-阴道瘘（rectovaginal fistula，RVF）指直肠与阴道之间出现的病理性通道，常出现气体、粪便或脓液由阴道溢出，炎症反应和刺激引起局部或全身症状及性功能障碍。瘘口较小的患者，可能不会表现典型的直肠-阴道瘘症状，应特别注意一些间接的临床表现，如反复发作阴道炎及阴道内有粪臭味或阴部疼痛。

体格检查要重视触诊，以了解瘘道走行、瘘口个数并评估会阴体厚度、肛门括约肌张力及控粪功能。推荐行腔内超声或盆腔 MRI 检查，以了解瘘管走行、瘘管周围肌肉完整性及瘘口位置。

手术是直肠-阴道瘘的主要治疗方式。不同位置的直肠-阴道瘘，手术方式不同，具体手术方法如下。

1. 经会阴直肠切开术：适用于低位直肠-阴道瘘，适合直肠-阴道瘘同时伴有严重肛门括约肌缺损、大便失禁的患者。

2. 括约肌间瘘管结扎术：最初用于经括约肌肛瘘的治疗。

3. 推移瓣修补术：适用于中低位直肠-阴道瘘、瘘口的直径<2.5cm 的直肠炎症反应消退等情况的直肠-阴道瘘。注意保留组织间血供及健康组织量。

4. 经会阴入路吻合器直肠-阴道瘘切除闭合术：适用于中低位直肠-阴道瘘、复发性或复杂性直肠-阴道瘘，具有时间短、创伤小、疗效好、治愈率高、复发率低的特点。

5. 经腹手术及腹腔镜手术：适用于中高位直肠-阴道瘘、复发性或复杂性直肠-阴道瘘，以及结直肠吻合术后并发的直肠-阴道瘘。

参考文献

中国医师协会肛肠医师分会临床指南工作委员会. 直肠阴道瘘诊治中国专家共识（2022 版）[J]. 中华胃肠外科杂志，2022，25（12）：1073-1080.

第六章　外阴肿瘤查房精要

病例1 外阴良性肿瘤

一、病史汇报

现病史：患者女性，51岁。因"外阴瘙痒1⁺年，发现外阴肿物2个月，发现外阴病变1个月"入院。患者平素月经规律，月经周期25天，经期4天，经量偏少，伴有重度痛经。患者无腹痛、腹胀、尿频、尿急、尿痛、心悸、乏力等不适，无阴道流血、流液。1⁺年前，患者无明显诱因出现外阴瘙痒，以会阴联合处为甚，伴疼痛，无明显出血等不适，于外院就诊，医生建议观察。后患者自觉症状无明显缓解，再次就诊后遵医嘱予药物盆浴（具体药物不详），自觉治疗效果不佳，未予重视。2个月前洗澡时，患者偶然发现右侧外阴小阴唇内侧有一米粒大小的肿物，无疼痛、瘙痒、分泌物增多等不适，未予重视。1个月前患者因"银屑病"就诊于皮肤科，同时行外阴活检示：鳞状上皮重度异型增生。患者2周前就诊于我院门诊，行病理切片会诊示：查见 VIN Ⅲ级。外阴肿物逐渐增大，达 2cm×2cm，患者自觉影响外观及生活，入院行手术治疗。

既往史：一般情况良好，既往银屑病史40⁺年，现病情稳定，无需口服药物治疗。无肝炎、结核或其他传染病史，无过敏史，无外伤史。40年前行经腹阑尾切除术，手术顺利，术后恢复良好。25年前因异位妊娠行右侧输卵管异位妊娠病灶清除术，手术顺利，恢复良好。23年前行剖宫产，手术顺利，术后恢复良好。

婚育史：26岁结婚，配偶体健，无离异、再婚、丧偶史。

顺产次数：流产次数0，剖宫产次数1，宫外孕次数1，无葡萄胎，安有宫内节育器。

专科查体：已婚未产式。外阴发育正常，后联合见直径 2⁺cm 糜烂面，右侧小阴唇内侧可见一大小约 2cm×2cm 的肿物，表面光滑、质软，边界清楚，无破溃、红肿，无触痛，与周围组织无粘连。阴道通畅，无畸形，黏膜色泽正常，分泌物多，白色稀糊样，无异味。宫颈不肥大，光滑，无接触性出血，宫颈管内无出血。宫体前位，形态大小正常，质中，表面光滑，无压痛。两侧附件未扪及异常。

辅助检查：病理切片查见 VIN Ⅲ级。2022年宫颈活检示慢性宫颈炎，查见"挖空细胞"，符合 HPV 感染后改变。超声检查见右侧小阴唇内侧皮下可见一低回声包块，大小约 2cm×2cm，边界清晰，内部回声均匀，彩色多普勒血流显像（CDFI）未见明显血流信号，考虑良性病变。

初步诊断：外阴良性肿瘤（纤维瘤？）；VINⅢ级；子宫内节育器；银屑病。

手术方式：全麻下行外阴局部病灶切除术；外阴肿物切除术；取环术。

术后诊断：外阴纤维瘤；VINⅢ级；子宫内节育器（已取出）；银屑病。

病程摘要：手术顺利，麻醉满意，术中患者生命体征平稳，术毕安返病房，予头孢美唑预防感染、补液等对症支持治疗。严密观察患者生命体征、切口情况、尿量等。术后第 1 天：患者生命体征平稳，一般情况可，尿量 880mL，尿色清亮，会阴切口敷料干燥，切口对合良好，无红肿、渗血、渗液。肠鸣音弱，肛门未排气。继续补充能量、水、电解质等，复查血常规、电解质无异常。术后第 2 天：患者生命体征平稳，一般情况可，停尿管后小便自解顺畅，会阴切口对合良好，无红肿、渗血、渗液。肠鸣音正常，肛门已排气。继续补充能量、水、电解质等。术后第 3 天至第 5 天：患者生命体征平稳，一般情况可，切口对合良好，无红肿、渗血、渗液。术后第 6 天：患者生命体征平稳，精神可，切口愈合良好，未诉特殊不适，予以出院。

二、护理查房要点

（一）护理问题

1. 疼痛：与手术切口有关。
2. 焦虑：与对手术效果和复发的担忧有关。
3. 有感染的风险：与手术创伤有关。
4. 知识缺乏：与患者缺乏疾病及术后康复相关知识有关。

（二）护理目标

1. 维持生命体征平稳。
2. 促进伤口愈合，预防感染。
3. 缓解疼痛。
4. 了解疾病相关知识。
5. 促进康复。

（三）护理措施

1. 生命体征监测：密切监测患者生命体征，包括体温、脉搏、呼吸和血压，病情变化及时向医生汇报。

2. 饮食指导：根据患者肠道功能恢复情况，术后 6 小时后可进食流质食物，肛门排气后可由流质饮食逐步过渡到半流质饮食、普食。

3. 切口护理：会阴手术后应观察会阴切口有无渗血、红肿热痛；局部皮肤色泽、温度，有无皮肤或皮下组织坏死。保持外阴清洁、干燥，每天行外阴擦洗，每次排便后应清洁肛门及会阴部，预防感染，勤换会阴垫，着宽松内裤。会阴水肿者遵医嘱行外阴湿热敷。

4. 疼痛管理：会阴部神经末梢丰富，对疼痛特别敏感。护士在正确评估患者疼痛的基础上，针对患者的个体差异，采用不同的方法缓解疼痛，如保持环境安静、分散注意力，遵医嘱术后使用镇痛泵或给予镇痛药，同时注意观察用药后的镇痛效果。

5. 管道护理：保持尿管引流通畅，留置时间根据手术而定。取尿管后应观察排尿情况，遵医嘱测量残余尿量，了解膀胱功能恢复情况。

6. 生活指导：指导患者合理休息与活动。向患者讲解腹压增加会影响切口愈合，应避免增加腹压的动作，如长期下蹲、用力排便、咳嗽等。

7. 心理护理：评估患者对疾病的认知程度，做好疾病相关知识的宣教，缓解患者焦虑情绪。尊重患者，耐心听取患者的倾诉，给予患者心理疏导。鼓励患者与家属多进行沟通。

三、病例讨论

问题：对于长期卧床的患者，怎样帮助患者快速排气、预防血栓？

运动疗法可以很好地帮助长期卧床患者预防血栓、促进术后肛门排气功能恢复、预防压疮、预防肌肉萎缩、锻炼呼吸功能。长期卧床患者的运动疗法主要分为以下5种。

1. 呼吸运动：患者取仰卧位，手掌轻轻放在腹部（或胸部），进行腹式呼吸或胸式呼吸，各5次。

2. 上肢运动：患者取仰卧位，按顺序进行以下动作各5次。

（1）握拳与松拳。双手平放在身体两侧，进行握拳与松拳。

（2）屈伸肘关节。

（3）上举上肢。

（4）伸手掌与屈手掌。双手平放身体两侧，进行伸手掌与屈手掌（注意上肢不离开床面）。

（5）旋转腕关节。

3. 下肢运动：患者取仰卧位，按顺序进行以下动作。

（1）屈伸膝关节、抬高下肢，左右腿各做5次。

（2）踝泵运动，包含三种动作：①趾屈，最大限度脚尖朝下，趾屈40°～50°，保持10秒；②背伸，尽力保持脚尖朝向自己，背伸20°～30°，保持10秒；③环绕，踝关节的趾屈、内翻、背伸、外翻组合在一起，以踝关节为中心，脚趾做360°环绕，尽量保持动作幅度最大。

4. 翻身运动：患者在家属或者护士的协助下，用手捂住腹部切口，进行左右翻身运动各5次。

5. 侧肢运动：患者取侧卧位，按顺序进行以下动作各5次。

（1）上抬上肢。

（2）屈伸肘关节。

（3）旋转肩关节，顺时针及逆时针方向都要做。

（4）上抬下肢。

（5）膝关节屈曲，以膝关节为中心，小腿前后上下运动。

四、疾病重点知识

外阴良性肿瘤多为单发，实性肿物多见，常无明显的自觉症状，病理类型多样，预后较好。若经病理证实排除恶性肿瘤，且肿物较小、患者无自觉症状，可严密随访观察。但是有些病理类型的外阴肿物，虽然是良性病变，但也有一定的恶变风险，如外阴色素痣、平滑肌瘤、乳头状瘤等，因此建议发现外阴肿物应尽早行手术切除，做到早诊断、早治疗。术后要加强对患者的随访，以保障良好的预后。

参考文献

李琳，郭银树，钱景锋，郑兴. 外阴良性肿瘤的病理特征及临床分析 [J]. 中国医药，2024，19（4）：575－578.

病例 2　外阴鳞状上皮内病变

一、病史汇报

现病史：患者女性，28岁。因"发现高危型HPV感染6个月，外阴活检提示上皮内瘤变2⁺月"入院。患者平素月经规律，月经周期30天，经期5~6天。患者半年前常规体检发现高危型HPV（HPV-16、HPV-58、HPV-42）感染（未见报告单），自诉因工作繁忙未予重视。2⁺月前患者行阴道镜检查提示转化区1型，VIN，予以取外阴活检，活检结果示外阴高级别鳞状上皮内病变（VHSIL/VIN II级），建议手术治疗，患者未进一步治疗。1⁺月前患者于我院门诊就诊，行病理会诊，会诊结果示（外阴）慢性炎，VIN II级及VIN III级。建议手术治疗，患者未及时治疗。35天前患者再次到我院门诊就诊，行阴道镜检查，门诊考虑诊断VIN III级，建议手术治疗。患者自诉患病以来局部无红肿、疼痛、瘙痒等不适，无异常分泌物。

既往史：一般情况良好，患者自诉因"痤疮"口服"异维A酸"（具体不详）每天1片对症治疗至今已5个月。11年前发现"慢性乙型肝炎病毒感染"，已接种乙肝疫苗、卡介苗、脊髓灰质炎疫苗、麻疹疫苗、百白破疫苗、流行性乙型脑膜脑炎疫苗，无过敏史，无外伤史，无手术史，无输血史，无其他特殊病史。

婚育史：未婚，无离异、再婚、丧偶史。初次性生活年龄26岁。顺产次数0，流产次数0，剖宫产次数0，宫外孕次数0，无葡萄胎，无计划生育措施。

专科查体：已婚未产式。外阴发育正常，肉眼未见明显异常。阴道通畅，无畸形，黏膜色泽正常，分泌物多，白色稀糊样，无异味。宫颈不肥大，中度糜烂，无接触性出血，宫颈管内无出血。宫体前位，形态大小正常，质中，表面光滑，无压痛。两侧附件未扪及异常。

辅助检查：外院阴道镜检查及活检结果示转化区1型，外阴VIN II级；外阴高级别鳞状上皮内病变（VHSIL/VIN III级）。我院病理科会诊示＜外阴＞慢性炎，VIN II级及VIN III级。

初步诊断：VIN II~III级；HPV感染；慢性乙肝。

手术方式：全麻下行外阴局部切除术。

术后诊断：VIN II~III级；HPV感染；慢性乙肝。

病程摘要：术中见外阴发育正常，会阴后联合、会阴体醋酸染色后肉眼未见异常，肛门上方与会阴后联合之间有一白色病灶，直径约1cm，质硬，表面突出正常皮肤组织，见破溃。术中冰冻切片病理学检查提示：＜部分外阴组织＞慢性炎，VIN I~II级、VIN I级、VIN II~III级；＜肛周病灶组织＞慢性炎，VIN I~II级、VIN II级。手术顺利，麻醉满意，术中患者生命体征平稳。术毕患者安返病房，补液2000mL。严密观察患者生命体征、切口、尿量等。术后第 1 天：患者生命体征平稳，精神可。切口愈合良好，无高热、腹痛、阴道异常流血，肛门排气通畅，昨日因自解小便困难，予以留置尿管，今日拔除尿管后自解小便通畅，未述特殊不适。复查血常规、电解质正常。予以出院。

二、护理查房要点

（一）护理问题

1. 疼痛：与手术创伤有关。
2. 焦虑：与担心疾病复发有关。
3. 有感染的危险：与手术有关。
4. 舒适的改变：与切口疼痛及留置导管有关。
5. 知识缺乏：与患者缺乏疾病、手术后康复相关知识有关。

（二）护理目标

1. 维持患者生命体征平稳。
2. 促进切口愈合，预防感染。
3. 缓解疼痛。
4. 患者了解疾病相关知识。
5. 促进患者康复。

（三）护理措施

1. 生命体征监测：密切监测患者生命体征，包括体温、脉搏、呼吸和血压，病情变化及时向医生汇报。

2. 饮食指导：术后 6 小时后可进食流质饮食，肛门排气后可由流质少渣饮食逐步过渡到半流质饮食、普食。

3. 排便护理：为防止大便对伤口的污染及排便时对切口的牵拉，应控制首次排便时间，并于术后 3 天口服麻仁丸等以软化大便。

4. 切口护理：会阴手术后应观察会阴切口有无渗血、红肿热痛；局部皮肤色泽、温度，有无皮肤或皮下组织坏死。保持外阴清洁、干燥，每天行外阴擦洗，每次排便后应清洁肛门及会阴部，预防感染，勤换会阴垫，着宽松内裤。会阴水肿者遵医嘱行外阴湿热敷。

5. 疼痛管理：会阴部神经末梢丰富，对疼痛特别敏感。护士在正确评估患者疼痛的基础上，针对患者的个体差异，采用不同的方法缓解疼痛，如保持环境安静、分散注意力，遵医嘱术后使用镇痛泵或给予镇痛药，同时注意观察用药后的镇痛效果。

6. 管道护理：保持尿管通畅，做好尿管的护理。取尿管后应观察排尿情况，遵医嘱测量残余尿量，了解膀胱功能恢复情况。

7. 避免增加腹压：向患者讲解腹压增加会影响切口的愈合，应避免增加腹压的动作，如长期下蹲、用力排便、咳嗽等。

8. 心理护理：评估患者对疾病的认知程度，做好疾病相关知识的宣教，缓解焦虑情绪。尊重患者，耐心听取患者的倾诉，给予患者心理疏导。鼓励患者与家属进行沟通及表达。

三、疾病重点知识

外阴高级别鳞状上皮内病变（vulvar high-grade squamous intraepithelial lesion，VHSIL）进展风险相对较高，进展的高危因素包括年龄＞50岁、病灶≥2cm、病变程度、结节、多灶、表面隆起、高危型HPV持续感染、色素性病变（癌变率增加20%）、累及阴蒂和盆腔的放疗史、免疫抑制状态、合并其他部位HPV感染相关病变等。

无论是手术切除、激光等物理治疗，还是药物治疗的VHSIL患者，复发率均较高。影响复发的因素包括多发病灶、手术切缘阳性（危险度是切缘阴性者的3倍）、高龄、高危型HPV持续感染及色素病变。因此，VHSIL患者一生都有复发或恶变的风险，需要长期严密随访，以预防浸润癌的发生。一般的外阴癌前病变进展为外阴癌是相对缓慢的，如果患者对治疗的反应好，亦无新发病变，可在初次治疗后第6个月和第12个月进行随访，并在之后每年进行1次定期随访。随访方法包括妇科检查、HPV检测，必要时阴道镜检查及活检。4价和9价HPV疫苗是目前预防外阴癌前病变和外阴癌的有效手段。随着HPV疫苗的广泛接种，外阴鳞状上皮内病变的发病率呈现下降趋势。

参考文献

李静然，隋龙，吴瑞芳，等. 外阴鳞状上皮内病变诊治专家共识［J］. 中国妇产科临床杂志，2020，21（4）：441-445.

病例 3　外阴鳞状细胞癌

一、病史汇报

现病史：患者女性，52 岁。因"月经紊乱、发现外阴包块半年"入院。患者平素月经规律，月经周期 30 天，经期 1～2 天。半年前出现月经周期延长至 2 个月，经量减少，未予重视。半年前性生活时发现右侧外阴包块，直径 1^+ cm，偶有外阴刺痛及少量出血，患者未予诊治，后自觉外阴包块逐渐增大。3^+ 月前于当地医院行外阴活检，术后病理学检查提示<右侧大阴唇溃疡组织>鳞状上皮增生伴角珠形成，首先考虑非角化鳞状细胞癌。患者未予诊治。患者现自觉外阴包块较前增大，直径约 4cm。

既往史：一般情况良好，否认病毒性肝炎、结核或其他传染病史，预防接种史不详，无过敏史，无外伤史，无输血史，无其他特殊病史。

婚育史：顺产次数 2，流产次数 4，剖宫产次数 0，宫外孕次数 0，无葡萄胎，无计划生育措施。既往人流 4 次。

专科查体：右侧腹股沟淋巴结扪及约 3cm 大小淋巴结、质硬，右侧外阴溃疡糜烂，直径超过 4cm。右侧大阴唇内侧见 4^+ cm 赘生物。阴道通畅，无充血，白色白带。宫颈光滑。宫体前位，正常大小，活动，质中，无压痛。双附件未扪及异常。

辅助检查：心电图常规示窦性心律不齐，电轴不偏，心电图大致正常。中腹部及盆腔普通＋增强 MRI 扫描示外阴占位，以右侧为著，累及阴道下 1/3，右侧外阴软组织肿胀；右侧腹股沟区、右髂外血管旁多发增大淋巴结，考虑淋巴结转移；左侧腹股沟区及左髂外血管旁、右侧闭孔区淋巴结显示；腹主动脉旁、双侧髂总动脉旁未见增大淋巴结；子宫及双附件未见占位征象；膀胱壁稍增厚，直肠壁未见增厚；右肾囊肿；右侧耻骨下支局部骨质信号异常。

初步诊断：外阴鳞状细胞癌ⅢC 期（$cT_{is}N_2M_0$）。

手术方式：外阴广泛切除术、经脐单孔腹腔镜下盆腔淋巴结清扫术、经脐单孔腹腔镜下腹主动脉旁淋巴结取样术、双侧腹股沟淋巴结切除术、脐整形术、阴道填塞术。

术后诊断：外阴鳞状细胞癌ⅢC 期（$cT_{is}N_2M_0$）。

病程摘要：手术顺利。术毕患者留置 4 根负压引流管＋1 根尿管，安返病房，予监护、氧气吸入、禁食、补液，哌拉西林钠－他唑巴坦 72 小时抗感染等治疗。严密观察患者生命体征、切口、阴道出血情况、尿量、引流情况等。术后 10 小时尿量 600mL，尿色清亮，尿管通畅。术后第 1 天至第 9 天，患者生命体征平稳，一般情况可。腹部及会阴部切口敷料干燥，切口对合良好，无红肿、渗血、渗液。每天更换会阴部切口敷料及腹部切口敷料。患者手术范围大，系Ⅱ类切口，继续哌拉西林－他唑巴坦预防感染。患者血栓风险高危，予以气压治疗，低分子量肝素 4000IU 皮下注射预防血栓。术后第

10 天停用哌拉西林他唑巴坦预防感染，停尿管后小便自解顺畅，4 根负压引流管均已取出。术后第 12 天，患者生命体征平稳，精神可，切口愈合良好，无高热、腹痛、阴道异常流血，大小便自解正常，未诉特殊不适，予以出院。

二、护理查房要点

（一）护理问题

1. 疼痛：与手术创伤有关。
2. 焦虑：与担心疾病复发有关。
3. 有感染的危险：与手术有关。
4. 舒适的改变：与切口疼痛及留置导管有关。
5. 自我形象紊乱：与手术损伤身体的完整性有关。
6. 知识缺乏：与患者缺乏疾病、手术后康复相关知识有关。
7. 潜在并发症：血栓、弥漫性血管内凝血。

（二）护理目标

1. 维持患者生命体征平稳。
2. 促进切口愈合，预防感染。
3. 预防血栓、弥漫性血管内凝血。
4. 缓解疼痛。
5. 患者了解疾病相关知识。
6. 促进患者康复。

（三）护理措施

1. 生命体征监测：密切监测患者生命体征，包括体温、脉搏、呼吸和血压，病情变化及时向医生汇报。

2. 体位管理：床上垫泡沫垫，指导患者取平卧位，双下肢屈膝外展，膝下垫软枕，以减少腹股沟及外阴部的张力，以利于切口愈合。

3. 饮食指导：术后禁食 1~2 天，肛门排气后进食无渣半流饮食，逐渐过渡到软食。

4. 排便护理：为防止大便对切口的污染及排便时对切口的牵拉，应控制首次排便的时间，并于术后 3 天口服麻仁丸等以软化大便。

5. 切口护理：观察会阴切口有无渗血、红肿、热痛；局部皮肤色泽、温度，有无皮肤或皮下组织坏死。保持外阴清洁、干燥，每天行外阴擦洗，每次排便后应清洁肛门及会阴部，预防感染，勤换会阴垫，着宽松内裤。会阴水肿者遵医嘱行外阴湿热敷。外阴加压包扎时，应检查绷带的松紧度（以可容 1 指为宜）及双下肢颜色、皮温及足背动脉搏动情况。

6. 疼痛管理：会阴部神经末梢丰富，对疼痛特别敏感。护士在正确评估患者疼痛的基础上，针对患者的个体差异，采用不同的方法缓解疼痛，如保持环境安静、分散注意力，遵医嘱术后使用镇痛泵或给予镇痛药，同时注意观察用药后的镇痛效果。

7. 管道护理：保持尿管及负压引流管通畅，观察引流液的颜色、量和性状。做好尿管的护理，留置时间根据手术而定。取尿管后观察排尿情况，遵医嘱测量残余尿量，了解膀胱功能恢复情况。

8. 避免增加腹压：向患者讲解腹压增加会影响切口的愈合，应避免增加腹压的动作，如长期下蹲、用力排便、咳嗽等。

9. 心理护理：评估患者对疾病的认知程度，做好疾病相关知识的宣教，缓解患者焦虑情绪。尊重患者，耐心听取患者的倾诉，给予心理疏导。鼓励患者与家属多进行沟通。

10. 预防血栓形成：指导患者咳嗽、咳痰方法，指导患者运动，预防深静脉血栓形成。

三、病例讨论

问题：如果该患者突发肺栓塞、心搏骤停，应如何合理分工和采取应急处理？

1. 快速建立急救团队：当护士 A 观察到患者出现心搏骤停及意识丧失的紧急情况时，立即启动心肺复苏程序，并迅速通知患者家属，同时请求护士 B 及医生参与抢救。护士 B 立即准备抢救所需设备，包括除颤仪、监护仪及吸氧设备，并将设备运送至患者床边。护士 B 在电话通知主治医生（工作日）或住院总（节假日）及护士长后，进一步准备治疗车、吸痰装置、输液泵、插线板及移动电脑等，以确保抢救工作的顺利进行。

2. 急救护士分工与站位：护士依据其专业资历进行明确的职责分配，其中 CN3 级别的资深护士负责患者头部或右侧的呼吸通道及循环系统的管理。CN2 级别的护士则位于患者左侧，负责建立和维护静脉通道、给药工作，以及引流管和尿管的安置与维护。CN1 级别的初级护士则位于病床尾部，负责记录抢救时间、医生到达时间，执行抢救措施，并监测患者的生命体征、病情变化及出入量；此外，还需负责抢救物资的准备、协调和补充。护士长则负责维护现场抢救秩序，妥善安排和安抚家属，并协调病房内其他患者的物资和人力资源。

3. 吸氧、建立静脉通道：患者应保持平卧位，避免深呼吸、咳嗽和剧烈活动，立即建立静脉通路（首选 18G 留置针进行静脉穿刺，若穿刺困难，则配合医生进行静脉切开术）。遵医嘱给予静脉输注胶体液、晶体液和平衡液，以迅速扩充血容量，改善微循环，提升血压。对于伴有低氧血症的患者，应给予鼻导管或面罩高流量吸氧。

4. 保持呼吸道通畅：对于出现咯血症状的患者，需评估其气道和呼吸状况。若存在气道阻塞，应立即清除气道内的血块和异物，并在必要时进行吸痰，以保持气道通畅。

5. 严密观察病情变化：需持续监测患者的意识、体温、呼吸、脉搏、血压和血氧饱和度。若患者出现精神状态改变、体温低于 36℃、呼吸频率超过 30 次/分、脉搏超过 110 次/分、收缩压低于 100mmHg 或血氧饱和度低于 90% 等病情变化，应立即通知医生。同时，评估患者是否伴有呼吸困难、胸痛、心悸、气促或晕厥等症状。

6. 遵医嘱给药及配合医生急救：对于合并休克或低血压的患者，应遵医嘱给予血管活性药物如多巴胺、去甲肾上腺素、肾上腺素和多巴酚丁胺等治疗，并在抗凝和溶栓治疗过程中密切观察患者有无出血症状及凝血功能、血常规指标的变化；对于合并呼吸衰竭的患者，应给予无创或有创低潮气量机械通气；若患者出现心跳呼吸骤停，应立即执行心肺复苏。

7. 患者安全与心理护理：采取床栏保护措施，确保患者保暖。对患者及其家属进行安慰，提供必要的心理护理。

8. 医疗安全：在抢救结束 6 小时内，据实准确记录抢救过程。

肺栓塞应急程序见图 8-1。

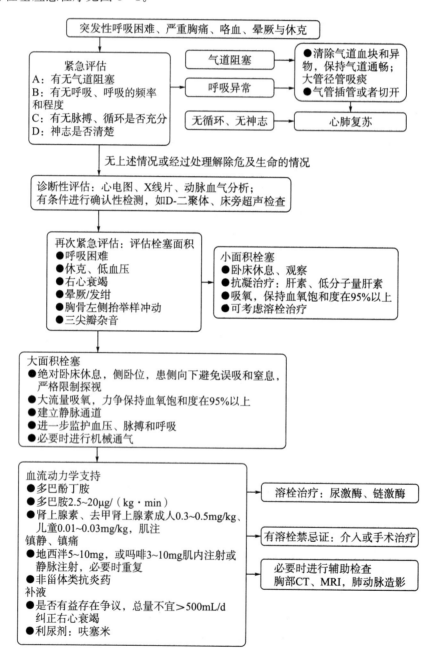

四、疾病重点知识

外阴癌是一种起源于外阴皮肤、黏膜及其附属结构，包括前庭大腺的恶性肿瘤，属于较为罕见的妇科恶性肿瘤之一，其五年生存率大约为 75%。在病理类型上，鳞状细胞癌占据主导地位，大约占所有病例的 90%，而其他类型如恶性黑色素瘤、巴氏腺癌、基底细胞癌、疣状癌和肉瘤等则较为少见。肥胖、高血压、糖尿病、外阴硬化性苔藓、性传播疾病、HPV 感染及外阴上皮内病变等均为外阴癌的高风险因素。外阴癌的主要转移途径包括局部浸润和淋巴转移，其中最早通过外阴淋巴管转移到腹股沟淋巴结。因此，腹股沟淋巴结是否受累及其受累程度是评估外阴癌预后的重要指标。

在临床实践中，对于早期外阴鳞癌，推荐通过切除前哨淋巴结来评估腹股沟淋巴结转移的敏感性和阴性预测值，可以显著减少系统性腹股沟或股淋巴结切除手术后的并发症。腹股沟前哨淋巴结大多位于腹股沟浅层淋巴结中，手术切除相对容易。在腹股沟前哨淋巴结活检术中，首选的示踪剂是亚甲蓝注射液，其注射方法为在肿瘤周围、紧贴真皮的皮下组织内，通常在注射后 20~30 分钟行前哨淋巴结显影。可在耻骨结节旁取横行小切口，寻找显影的前哨淋巴结并切除，随后进行快速冰冻切片病理学检查。若结果为阴性，则无需扩大手术范围；若结果为阳性，则可选择继续进行系统性腹股沟或股淋巴结切除术。

无论是前哨淋巴结还是系统性切除的淋巴结，均需进行常规石蜡切片病理学检查。对于检查结果阳性的患者，均需补充腹股沟区域放化疗。术后放疗推荐采用以调强放疗（intensity modulated radiation therapy，IMRT）为主的精准放疗和以顺铂为基础的同期化疗。放疗范围应根据外阴原发病灶术后的病理学检查结果进行调整，并在手术切口愈合后尽快开始。

参考文献

[1] 陈必良，郭瑞霞，刘晓军，等. 机器人辅助腹腔镜手术治疗外阴癌中国专家共识（2024 版）：附视频 [J]. 机器人外科学杂志（中英文），2024，5（2）：273-287.

[2] 吴强，周晖. 外阴癌腹股沟前哨淋巴结活检术临床应用中国专家共识 [J]. 实用妇产科杂志，2024，40（5）：355-359.

第七章　宫颈肿瘤查房精要

病例 1　宫颈鳞状上皮内瘤变

一、病史汇报

现病史：患者女性，58 岁。因"发现宫颈高级别鳞状上皮内病变 2 周"入院。该患者平素月经规则，月经周期 30 天，经期 7 天，53 岁绝经，绝经后无异常阴道流血、流液，无明显腹痛、腹胀、腰酸及下腹坠胀感，否认性交出血等不适。院外体检发现 HPV 感染（具体不详），无明显不适症状。2 周前我院门诊检查 HPV-31 阳性，宫颈细胞检查示高度鳞状上皮内病变，建议阴道镜活检。我院阴道镜检查＋宫颈活检示：宫颈慢性宫颈炎，宫颈上皮内瘤变（CIN）Ⅰ级；宫颈管慢性炎症，CIN Ⅲ级；阴道壁活检慢性炎症。患者为进一步诊治入我科。

既往史：糖尿病 20 年，胰岛素治疗中。

婚育史：21 岁结婚，配偶体健，无离异、再婚、丧偶史。初次性生活年龄 21 岁。顺产次数 1，流产次数 1，剖宫产次数 0，宫外孕次数 0，无葡萄胎。

专科查体：第二性征为女性，已婚已产式。外阴正常，分泌物多，呈白色稀糊样，无异味。

辅助检查：宫颈液基细胞检查示高级别鳞状上皮内病变，建议阴道镜下活检。HPV-31（＋）。宫颈活检示宫颈慢性炎症，CIN Ⅰ级；宫颈管慢性炎症，CIN Ⅲ级；阴道壁慢性炎症。胸部 CT 示双肺散在多个磨玻璃结节及实性小结节。

入院诊断：CIN Ⅲ级；子宫肌瘤；糖尿病；HPV 感染（HPV-31）；双肺多发结节。

手术方式：全麻下行多孔腹腔镜下子宫全切术＋双侧卵巢输卵管切除术、宫颈锥切术。

术后诊断：CIN Ⅲ级；子宫肌瘤；肠粘连；双侧输尿管粘连；糖尿病；HPV 感染（HPV-31）；双肺多发结节。

病程摘要：术中宫颈管内无出血。术中冰冻切片病理学检查示锥切宫颈、慢性宫颈及宫颈内膜炎伴糜烂，灶性 CIN Ⅱ～Ⅲ级。多孔腹腔镜下见大网膜与腹壁及膀胱壁广泛粘连，乙状结肠与左侧盆壁粘连，遮挡手术视野，予分解粘连后见子宫萎缩明显，子宫左后壁查见直径 2^+ cm 的肌瘤样结节，大部分位于肌壁间，小部分凸向浆膜下，子宫前壁下段与膀胱壁粘连。术毕剖视子宫见子宫呈宫颈锥切术后改变，宫壁可见散在肌瘤样结节。取部分肌瘤样结节送冰冻切片病理学检查提示子宫肌瘤、平滑肌瘤。手术失血量 5mL，术中未输血。

二、护理查房要点

（一）护理问题

1. 知识缺乏：与患者对 HPV 感染、CIN 病变及相关治疗认知不足有关。
2. 焦虑：与手术治疗有关。
3. 舒适度改变：与手术治疗有关。
4. 自我形象紊乱：与手术损伤身体的完整性有关。
5. 潜在并发症风险：出血、感染。
6. 疼痛：与手术操作及切口有关。

（二）护理目标

1. 患者对 HPV 感染、CIN 病变及相关治疗方法的认知提高。
2. 患者焦虑减轻。
3. 提高患者舒适度。
4. 帮助患者适应身体变化，提高自我形象和自尊。
5. 患者未发生并发症，或发生后得到及时处理。
6. 患者疼痛程度减轻。

（三）护理措施

1. 病情监测：定期测量体温、脉搏、呼吸和血压，记录并分析变化趋势。
2. 切口护理：保持切口清洁干燥，遵医嘱给予抗生素预防感染，观察切口有无红肿、渗出等感染迹象，观察切口有无活动性出血，监测血红蛋白和血细胞比容等指标，必要时给予止血药物。
3. 疼痛管理：采用视觉模拟评分等工具评估患者疼痛强度，了解疼痛的性质、部位和持续时间。根据疼痛评估结果，遵医嘱给予非甾体类抗炎药、阿片类药物镇痛，必要时可采用患者自控镇痛。采用冷热敷、按摩、放松训练等非药物方法缓解疼痛。向患者解释疼痛的原因和影响因素，教授患者疼痛自我评估和记录的方法，鼓励患者积极参与疼痛管理。
4. 心理护理：提供心理支持，倾听患者的担忧，解释手术过程和预期结果，鼓励患者表达情感。鼓励患者接受自己的身体变化，提供形象管理的建议，如穿着、化妆等。
5. 生活护理：提供舒适的护理环境，如调整病房温度、提供舒适的卧具，及时处理疼痛等不适症状。
6. 饮食指导：评估患者的营养需求，提供营养指导，监测营养状况，鼓励患者进食。

7. 活动指导：评估患者活动能力，指导患者循序渐进增大活动量，提供活动指导，监测活动效果。

8. 健康教育：提供疾病知识教育，包括疾病的原因、症状、治疗方法和预防措施等。

三、病例讨论

问题：如果该患者发生了感染性休克，应如何应对？

1. 一旦患者发生感染性休克，立即就地抢救，并向医生汇报。

2. 予休克体位，注意保暖。

3. 安置床旁心电监护，必要时吸氧，密切观察病情变化，监测生命体征、意识、皮肤色泽及肢端温度，详细记录出入量。

4. 建立 2～3 条静脉通道，迅速扩容、纠正酸中毒、补充血容量，遵医嘱使用血管活性药物、肾上腺皮质激素。输液过程中要注意调整速度与流量，通过观察患者一般情况、外周循环和酸中毒恢复情况及尿量是否增加等判断入量是否合适。

5. 积极控制感染，遵医嘱应用抗生素及其他对症治疗。

6. 心理护理：关心患者，向患者及其家属解释有关本疾病的知识及诊疗计划，消除患者及其家属的恐惧心理，使诊疗、护理工作顺利进行。

四、疾病重点知识

宫颈上皮内瘤变（cervical intraepithelial neoplasia，CIN）可分为Ⅰ～Ⅲ级，其中高级别 CIN 为癌前病变，发病与高危型 HPV 持续感染密切相关，转化区是 CIN 及子宫癌的好发部位。病理学检查是明确诊断和分级的主要手段。宫颈锥切术是主要治疗方法，筛查发现 CIN 并及时治疗是预防宫颈癌的有效措施之一。

CIN 发病相关因素：HPV 感染、性行为及分娩次数、其他（吸烟）。

参考文献

[1] 刘燕霞，张颖，姚卉，等. 3 种方案治疗绝经后子宫颈高级别鳞状上皮内病变疗效及安全性研究[J]. 临床军医杂志，2023，51（4）：411-413.

[2] 孙云云，葛小花，程典平. 子宫颈高级别鳞状上皮内病变行 LEEP 术临床结局及术后病灶残留危险因素分析[J]. 河北医药，2022，44（16）：2458-2460，2465.

[3] 曹璐，梁蕾，唐乐，等. 子宫颈鳞状上皮内病变患者实施积极心态感知辅以正念训练的效果观察[J]. 护理学报，2020，27（7）：65-68.

[4] 尤志学，吴敏霞. 年轻女性子宫颈高级别鳞状上皮内病变的管理[J]. 实用妇产科杂志，2023，39（7）：492-494.

病例 2　宫颈癌

一、病史汇报

现病史：患者女性，63 岁，因"下腹部坠胀 20$^+$天"入院。10 年前患者自然绝经，绝经后无阴道异常流液。20$^+$天前出现下腹部坠胀，不伴阴道出血、腰骶部疼痛、腹痛、尿频、尿痛、肛门坠胀感、畏寒、发热、恶心、呕吐，于我院就诊。宫颈 TCT 示查见腺癌细胞，倾向子宫外来源，HPV－DNA 阴性。宫颈活检＋分段诊刮均查见黏液性腺癌。

既往史：一般情况良好，无病毒性肝炎、结核或其他传染病史，预防接种史不详，无过敏史，无外伤史，无输血史。6 年前发现冠状动脉粥样硬化，现口服丹参滴丸，偶有胸闷气紧，服药后缓解。

婚育史：适龄结婚，配偶体健，无离异、再婚、丧偶史。顺产次数 0，流产次数 3，剖宫产次数 1，宫外孕次数 0，无葡萄胎，未采取计划生育措施。

专科查体：已婚未产式。外阴发育正常。阴道通畅，黏膜色泽正常，分泌物多，呈白色稀糊样，无异味。宫颈萎缩，质硬，有接触性出血，阴道穹隆消失，宫颈 9 点触及直径 1$^+$cm 质硬结节，双侧宫旁质软，未触及明显异常。宫体后位，萎缩，质中，表面光滑，无压痛。双附件未扪及异常。

辅助检查：宫颈液基细胞学检查（TCT）查见腺癌细胞，倾向子宫外来源，HPV－DNA 阴性。宫颈活检＋分段诊刮示宫颈组织，宫颈管组织均查见黏液型腺癌，建议行免疫组化检查以进一步协助明确组织学类型及来源。宫内组织查见破碎黏液性腺癌组织，未见子宫内膜。中腹部及盆腔 MRI 示宫颈饱满，其内不规则片状异常信号，提示占位可能，宫颈间质环受累，宫旁结构模糊、毛糙，右侧较明显，宫旁受累待排；阴道穹隆稍厚，余阴道壁未见明显增厚及异常强化；宫颈体交界处混杂信号结节影，相邻子宫肌层及宫颈间质环边缘毛糙，其内混合肿瘤性病变待排；盆腔少量积液；左侧结肠旁沟腹膜昏暗；直肠子宫陷凹内小结节影；腹主动脉旁、双侧髂血管旁、双侧闭孔区未见增大淋巴结；双附件未见占位；膀胱和直肠未见异常。

入院诊断：宫颈黏液性腺癌ⅡA1 期（$T_{2a1}N_xM_x$）；子宫内膜黏液性腺癌。

手术方式：经腹子宫广泛切除术、经腹双侧输卵管卵巢切除术、经腹盆腔淋巴结清扫术。

术后诊断：宫颈黏液性腺癌ⅡA1 期（$T_{2a1}N_xM_x$）；子宫内膜黏液性腺癌。

病程摘要：术中情况良好，出血少，量约 10mL，予补液及抗生素抗感染治疗，切口缝合顺利，转入普通病房。术后第 1 天，患者精神可，阴道流血色暗红，量约 5mL，轻微腹胀，诉切口轻微疼痛，继续予补液、抗生素抗感染治疗。术后第 3 天，患者一般情况良好，予出院。行出院宣教，嘱患者定期复查。

二、护理查房要点

（一）护理问题

1. 疼痛：与下腹部坠胀感、盆腔积液、肿瘤占位等因素有关。
2. 有营养不足的风险：与疾病消耗、食欲缺乏等有关。
3. 有感染的风险：与盆腔积液、手术及侵入性检查、阴道不规则流血等有关。
4. 活动耐力下降：与术后切口疼痛、营养不良等因素有关。
5. 焦虑与恐惧：与恶性肿瘤诊断、疾病的不确定性和治疗的复杂性，以及对疾病的恐惧有关。
6. 心理支持不足：与缺乏家人的陪伴、社会支持或对疾病预后的担忧有关。
7. 治疗依从性不足：与对治疗方案的不理解、治疗过程中的不适或不良反应等有关。

（二）护理目标

1. 缓解患者的疼痛与不适。
2. 患者营养水平改善。
3. 未发生感染。
4. 患者活动耐力提高。
5. 患者焦虑减轻。
6. 患者获得心理支持。
7. 患者依从性提高。

（三）护理措施

1. 病情监测：密切监测患者的生命体征，及时发现病情变化。记录患者的主诉和症状变化，为医生调整治疗方案提供依据。
2. 疼痛管理：遵医嘱给予镇痛药，如非甾体类抗炎药，必要时使用阿片类药物镇痛。
3. 饮食指导：进行个性化营养指导，进食高蛋白质、高热量、易消化的食物，如蛋类、牛奶、瘦肉等，鼓励患者少食多餐。根据患者情况，补充多种维生素，如 B 族维生素、维生素 C 等，以改善营养状态。定期评估患者的营养状况，必要时请营养师会诊，调整饮食结构。
4. 预防感染：严格遵守无菌操作原则，特别是在进行侵入性操作时。保持外阴清洁干燥，指导患者正确清洁外阴。密切观察患者体温变化，及时发现感染迹象。保持尿管清洁、通畅，确保尿色、尿量正常，并提供尿管清洁及护理等卫生指导。
5. 活动指导：根据患者身体状况，制订个性化的运动康复计划，如散步、简单的肢体活动等。在康复治疗师指导下，进行体能训练，如踝泵训练、有氧运动等。鼓励患者逐步增加日常活动量，避免长时间卧床，预防血栓形成。

6. 心理护理：主动与患者沟通，耐心解答患者的疑问，介绍疾病相关知识及治疗进展。鼓励家属多陪伴患者，参与患者的治疗和护理过程。指导患者进行放松训练，如深呼吸、冥想等。采用多学科心理干预措施，缓解患者的焦虑和抑郁情绪。帮助患者调整心态，保持乐观、积极的生活态度。

7. 健康教育：详细向患者解释治疗方案的目的、方法及可能的不良反应，鼓励患者积极配合治疗。

三、病例讨论

问题：该患者的尿管应如何管理？

（一）尿管的固定与标识

1. 妥善固定：使用胶布将尿管妥善固定于患者大腿内侧，避免尿管受压或扭曲，确保引流通畅。

2. 明确标识：在尿管上贴上标识，注明插入日期、时间、深度及操作者姓名等信息，以便观察和记录。

（二）日常清洁与消毒

1. 清洗外阴：每天清洗尿道口和外阴部，保持清洁干燥，防止感染。

2. 定期更换：根据尿管类型及患者情况，定期更换尿管和固定材料，保持清洁干燥，预防感染。

3. 消毒处理：使用合适的消毒液对尿管和尿道口进行定期消毒。

（三）保持通畅与避免感染

1. 多饮水：鼓励患者多饮水，增加尿量，以起到自然冲洗尿道的作用。

2. 定期挤压：定期挤压尿管，保持通畅，避免堵塞。

3. 观察尿液：注意观察尿液的颜色、性状和量，及时发现并处理异常情况。

（四）并发症的预防与处理

1. 预防感染：注意观察尿道口有无红肿、分泌物等异常情况，及时处理并记录。

2. 处理异常：若发现尿管堵塞、脱落或尿液异常等情况，应立即采取措施进行处理，并及时通知医生。

3. 心理支持：告知患者留置尿管的目的和重要性，缓解其焦虑情绪。

（五）拔管后的护理

1. 排尿训练：拔管后，指导患者进行膀胱功能训练，如定时排尿、盆底肌锻炼等。

2. 观察排尿情况：拔管后密切观察患者的排尿情况，如有尿潴留或排尿困难，应及时处理。

（六）心理护理

1. 心理疏导：因留置尿管可能增加患者的心理负担，护士应为患者进行心理疏导，告知疾病的相关知识、治疗方式。

2. 增强信心：帮助患者树立信心，使其积极配合护士完成相关护理工作，以有效降低尿路感染发生率。

四、疾病重点知识

宫颈癌（cervical cancer）是发生在宫颈部位的恶性肿瘤，是女性生殖系统中常见的恶性肿瘤之一。宫颈癌的发生与多种因素有关，其中最主要的危险因素是持续感染高危型HPV，尤其是HPV-16和HPV-18。此外，吸烟、长期使用口服避孕药、免疫系统功能下降等也是宫颈癌的危险因素。

宫颈癌的早期症状通常不明显，可能包括异常阴道出血、性交后出血、异常分泌物等。随着病情进展，可能出现盆腔疼痛、腰痛、腿部肿胀等症状。由于早期症状不明显，宫颈癌的筛查和早期诊断非常重要，常用的方法包括宫颈细胞学检查（巴氏涂片）和HPV检测。

宫颈癌的治疗取决于癌症的阶段、患者的年龄和健康状况等因素，常见的治疗方法包括手术切除、放疗和化疗。早期发现和治疗的宫颈癌患者预后较好，而晚期或转移性宫颈癌的治疗则更为复杂。

预防宫颈癌的主要措施包括接种HPV疫苗、定期进行宫颈癌筛查以及保持良好的生活习惯。HPV疫苗接种已被证明可以显著降低宫颈癌的发病率。通过这些措施，宫颈癌是可以有效预防和控制的。

参考文献

[1] 尤莉芳，朱维培，徐惠民. NACT联合腹腔镜手术治疗子宫颈恶性肿瘤临床分析 [J]. 山东医药，2009，49（44）：61-62.

[2] 姚波，王树鹤，王雅棣，等. 局部晚期宫颈癌螺旋断层放疗同步化疗早晚期不良反应和疗效观察 [J]. 癌症进展，2016，14（6）：544-547.

[3] 苟娟. 宫颈恶性肿瘤根治术后淋巴囊肿的临床观察与护理效果研究 [J]. 保健文汇，2016（3）：239-239.

[4] 贾颖娜. 子宫颈恶性肿瘤相关基因的研究进展 [J]. 世界最新医学信息文摘，2020，20（39）：48-49.

[5] 夏雪林. 健康知识宣教联合优质护理对高危型HPV检测及TCT检查在宫颈癌早期筛查中的影响 [J]. 实用妇科内分泌电子杂志，2022，9（28）：121-124.

[6] 孙策，马志敏. 宫颈恶性肿瘤600病例调查分析 [J]. 现代养生（下半月版），2016（6）：147.

[7] 田晓莉，李秋蕾. 宫颈癌患者术后携尿管出院采用微信平台健康教育延续护理方式的效果体会

[J]. 药店周刊，2021，30（39）：125，129.

［8］万晓春，周晓燕，平波，等. 九价 HPV 疫苗所针对的高危型 HPV 亚型在宫颈癌及其癌前病变中应用有效性的初步预测［J］. 中国癌症杂志，2017，27（7）：552－558.

［9］许燕卿，罗盛鸿，廖珊，等. 妇科恶性肿瘤患者导尿管相关性泌尿道感染危险因素分析［J］. 中国感染控制杂志，2013，12（4）：267－270.

第八章　子宫体肿瘤查房精要

病例 1　子宫肌瘤

一、病史汇报

现病史：患者女性，43岁。因"发现子宫肌瘤 4^+ 年"入院。患者平素月经规律，月经周期28天，经期7天，月经量正常，无痛经。患者无腹痛、腹胀、尿频、尿急等不适，无阴道流血、流液。

既往史：一般情况良好，无病毒性肝炎、结核或其他传染病史，无过敏史。9^+ 年前行人流术，8^+ 年前因自发性流产行清宫术，4^+ 年前行胆囊切除术。

婚育史：顺产次数0，流产次数2，剖宫产次数0，宫外孕次数0。

专科查体：已婚未产式。外阴发育正常。阴道通畅，无畸形，黏膜色泽正常，分泌物正常，无异味。宫颈靠后，不易暴露，不肥大，光滑，无接触性出血，宫颈管内无出血。宫体前位，增大约 4^+ 月孕大小，质中，表面不光滑，无压痛。双附件未扪及异常。

辅助检查：阴道彩超示子宫前位，形态失常，宫体大小 8.5cm×8.2cm×9.7cm，内膜厚约0.55cm（单层），肌壁间及浆膜下查见多个（10个以上）弱回声，部分团块推挤宫腔，最大者位于后壁肌壁间突向浆膜下，大小 82cm×5.5cm×6.0cm，最小直径1.4cm，均边界清楚，周边探及血流信号。双附件区未见确切占位。实验室检查无异常。

入院诊断：多发性子宫肌瘤。

手术方式：全麻后腹腔镜下行子宫肌瘤挖除术、肠粘连松解术。

术后诊断：多发性子宫肌瘤；肠粘连；失血性贫血。

病程摘要：术中共挖除子宫肌瘤样包块100余枚，术中失血1600mL，术中查见血红蛋白50g/L，输注去白红细胞悬液3U、新鲜冰冻血浆400mL，无输血不良反应。术后留置尿管＋负压引流管1根，予头孢美唑抗感染、缩宫素促进宫缩。术后生命体征平稳，术后17.5小时淡血性负压引流量2mL、阴道流血量5mL。术后第1天：复查血常规示血红蛋白76g/L、白细胞计数 $14.6×10^9$/L，予蔗糖铁补铁、头孢美唑抗感染。患者生命体征平稳，切口敷料干燥，肛门未排气，淡血性负压引流量65mL。术后第2天：患者自诉右腰部轻度疼痛，检查发现有一大小约5cm×2cm皮下淤青，腹壁似有肿块，有压痛。床旁浅表器官超声示右侧腰部皮下软组织肿胀，查血常规、电解质示血红蛋白67g/L、血小板计数 $195×10^9$/L、白细胞计数 $16.8×10^9$/L，输注去白红细胞悬液

3U，无输血不良反应，淡血性负压引流量 10mL。术后第 3 天：右腰部疼痛明显，皮下淤青颜色较前消退，面积稍扩大，右侧会阴部肿胀，有淤青，予硫酸镁湿热敷，复查血常规示血红蛋白 66g/L、白细胞计数 $17.4 \times 10^9/L$；凝血功能指标凝血酶原时间（PT）11.1 秒、活化部分凝血活酶时间（APTT）27.7 秒，均正常，输注去白红细胞悬液 3U，无输血不良反应，淡血性负压引流量 2mL。术后第 5 天：右腰部及会阴部淤青好转，复查血常规示血红蛋白 82g/L，拔除引流管。术后第 6 天：患者一般情况良好，予以出院。

二、护理查房要点

（一）护理问题

1. 活动无耐力：与贫血导致机体组织缺氧有关。
2. 疼痛：与手术创伤，术后右腰部及会阴部肿胀、淤青有关。
3. 焦虑：与担心疾病复发及不能生育有关。
4. 有跌倒、坠床的风险：与贫血导致头晕、乏力有关。
5. 有感染的危险：与手术及贫血有关。
6. 皮下血肿：与腹腔镜手术穿刺时损伤腹壁血管有关。
7. 知识缺乏：与患者缺乏疾病、手术后康复相关知识有关。
8. 潜在并发症：腹腔内出血。

（二）护理目标

1. 患者贫血症状改善，活动耐力提升。
2. 患者疼痛缓解。
3. 患者焦虑缓解。
4. 患者未发生跌倒。
5. 促进切口愈合，患者未发生感染。
6. 未发生皮下血肿。

（三）护理措施

1. 病情观察：术后密切监测患者生命体征，观察有无腹痛、腹胀、血压下降等异常情况。一旦发现异常，立即通知医生并协助处理。
2. 休息与活动指导：根据贫血程度制订合理的休息与活动计划，避免过度劳累。轻度贫血患者可适当增加休息时间，中度贫血患者需卧床休息，避免剧烈活动。
3. 贫血的护理：增加富含铁、叶酸、维生素 B_{12} 等造血原料的食物摄入，如瘦肉、动物肝脏、绿叶蔬菜等。严重贫血患者可输血治疗以改善症状。
4. 疼痛的护理：应用数字分级评分法等工具进行疼痛评估，根据评估结果给予相应的处理。必要时遵医嘱给予镇痛药，并观察镇痛效果。

5. 心理护理：主动与患者沟通，介绍疾病和手术相关知识，消除其紧张和恐惧心理。鼓励患者进行适当的活动，如听音乐、散步等。必要时遵医嘱给予抗焦虑药物。

6. 预防跌倒、坠床：保持病房环境整洁，地面干燥，避免滑倒。使用床栏，必要时安排专人陪护。

向患者及其家属讲解预防跌倒的知识，如起床时动作缓慢。

7. 预防感染：保持切口清洁干燥，定期更换敷料，观察切口有无渗血、渗液。遵医嘱使用抗生素，保持室内空气流通。指导患者避免接触感染源，注意口腔卫生，饭后漱口，早晚刷牙。

8. 皮下血肿的护理：密切观察皮下血肿的大小、颜色变化，记录引流液的颜色、量和性状。早期可冷敷以减少渗血，48小时后可热敷以促进血肿吸收。避免对血肿部位进行过度压迫或按摩。

9. 健康教育：向患者及其家属讲解疾病知识、术后康复要点、饮食调理等内容。指导患者进行适当的康复锻炼，如深呼吸、肢体活动等。告知患者出院后的注意事项，如定期复查、避免劳累等。

三、病例讨论

问题：如果该患者发生了腹腔内出血，应如何应对？

1. 立即通知医生，同时给予抗休克处理，置患者于中凹卧位，保暖。

2. 迅速扩容。建立静脉双通道，穿刺困难者，配合医生立即行静脉切开术，遵医嘱给予胶体或晶体溶液，增加血容量，改善微循环，升高血压。

3. 给予氧气吸入，氧流量调至2~4L/min，吸氧过程中注意保持患者呼吸道通畅，及时观察生命体征和给氧效果。

4. 严密观察病情变化，每15~30分钟测量1次体温、脉搏、呼吸、血压，观察患者意识改变，皮肤黏膜的颜色、温度，尿量的变化。若患者脉搏加快、呼吸快而急促、血压在90mmHg以下，躁动不安，尿量少，考虑液体量不足，应加快补液。

5. 抗休克的同时做好术前准备，尽快送患者进手术室。

6. 护士应耐心开导患者，说明抢救、治疗与手术对阻止内出血、挽救生命的重要性，使患者配合手术治疗。

注意，抢救过程中严格查对制度，防止差错发生。抢救人员明确分工、默契配合，应紧张而有序地执行各项医嘱与操作。做好三查七对，所有抢救药品应经两人核对后方可执行，保留药瓶与安瓿，以备查对。

四、疾病重点知识

子宫肌瘤是育龄女性最常见的妇科良性肿瘤，25%~40%的女性患有子宫肌瘤，其中约25%的患者会出现较明显的影响生活的症状。子宫肌瘤的治疗方法多样，包括药物、子宫动脉栓塞术（uterine artery embolization，UAE）、子宫肌瘤剔除术和子宫全切术等。随着生活质量的提高，越来越多的子宫肌瘤患者，特别是有生育要求的患者，期望能在保留子宫的前提下选择无创而有效的治疗方法。MR 引导下聚焦超声（MR-guided focused ultrasound，MRgFUS）是一种无创治疗子宫肌瘤的新手段，其以 MRI 为引导，精准地将超声波聚焦于肌瘤瘤体组织，产生 65～85℃的高温，使肿瘤细胞蛋白质失活、细胞凋亡并凝固坏死，在精准消融肌瘤组织的同时，避免损伤治疗区域以外的正常组织。目前，国内越来越多的医疗机构开展 MRgFUS 治疗子宫肌瘤。MRgFUS 治疗后子宫肌瘤的消融率与临床症状缓解率、子宫肌瘤体积缩小率呈正相关关系，并且消融率达到 70％以上的患者，术后 2 年子宫肌瘤复发率与手术剔除术相当。

参考文献

[1] 子宫肌瘤的诊治中国专家共识专家组. 子宫肌瘤的诊治中国专家共识 [J]. 中华妇产科杂志，2017，52（12）：793-800.

[2] 中国医学装备协会磁共振应用专业委员会微创治疗学组. MR 引导聚焦超声治疗子宫肌瘤中国专家共识 [J]. 协和医学杂志，2020，11（5）：571-579.

[3] 中国超声医学工程学会超声治疗及生物效应专业委员会. 子宫肌瘤与子宫腺肌病聚焦超声消融手术围手术期护理专家共识 [J]. 肿瘤综合治疗电子杂志，2023，9（3）：69-73.

病例 2 子宫内膜癌

一、病史汇报

现病史：患者女性，64 岁。因"绝经后阴道流血 1$^+$月，发现子宫内膜腺癌 1$^+$月"入院。患者 1 个月前出现阴道流血，量少，呈淡血性，无异味，不伴腹痛、恶心、呕吐等不适。体检超声提示宫腔积液伴多发稍高回声团，宫颈管积液伴稍高回声结节，门诊诊刮病理学检查结果示＜宫内组织＞查见腺癌细胞。

既往史：一般情况良好，无病毒性肝炎、结核或其他传染病史，无过敏史，无外伤史。30 年前行剖宫产，10 年前行乳腺结节切除术，术后定期随诊无特殊。无输血史。高血压 8 年，口服比索洛尔降压，一般血压控制在 120～130/70～80mmHg。20 年前发现高血脂，服用血脂康治疗后血脂控制可。发现空腹血糖增高 1 年，最高 6.23mmol/L，诊断为"糖尿病"，现口服二甲双胍治疗。

家族史：母亲患高血压、糖尿病、乳腺癌。

婚育史：已婚，顺产次数 0，流产次数 1，剖宫产次数 1，宫外孕次数 0。

专科查体：外阴未见异常。阴道通畅，无充血，流暗红色血。宫颈光滑，充血。宫体后位，近 2 月孕大，活动，质中，无压痛。双附件未扪及异常。

辅助检查：阴道彩超示宫体大小 5.7cm×6.2cm×6.9cm，内膜居中，宫腔内查见多个稍强回声，最大 2.0cm×0.5cm×11cm，内探及血流信号，双附件区未见确切占位。诊刮病理学检查示＜宫内组织＞查见腺癌细胞。肺通气功能检查示肺通气储备功能轻度下降，肺功能正常。MRI 示子宫内膜多发结节影，较大病灶位于宫颈管内口处，提示宫体占位，结合带浅层侵犯可能，宫颈间质环完整，其余未见异常。

入院诊断：子宫内膜腺癌 Ⅰ A 期（$T_1N_0M_0$）；肝囊肿；高血压；高脂血症；糖尿病。

手术方式：全麻下行子宫全切术。

术后诊断：子宫内膜腺癌 Ⅰ A 期（$T_{1a}N_0M_0$）；肠粘连；输尿管粘连；肝囊肿；高血压；高脂血症；糖尿病。

病程摘要：手术顺利，术中失血量 100mL，术后患者安返病房，无恶心、呕吐，予一级护理、心电监护、术流饮食、静脉补液、头孢美唑预防感染，留置尿管＋负压引流管 1 根。术后血压波动在 116～149/54～74mmHg，未诉头晕、视物模糊等不适，随机血糖 5.1～10.0mmol/L，疼痛评分为 3 分，予镇痛泵镇痛。术后患者出入量正常，负压引流液呈淡血性。术后第 1 天：患者生命体征平稳，继续予一级护理、心电监护、监测随机血糖。肛门未排气，轻微腹胀，腹软，无恶心、呕吐，改术流饮食为流质饮食，予薄荷水口服、腹部超声治疗辅助胃肠功能恢复，缓解腹胀。患者疼痛评分 2 分，予镇痛泵镇痛，继续予静脉补液、抗生素预防感染。术后血栓评分6分，予下肢气压理疗、皮下注射肝素4000IU预防血栓，出入量正常。术后第2天：患者生命体征平稳，生化B检查示甘油三酯2.54mmol/L、钾3.30mmol/L。肛门已排气，无腹胀，改流质饮食为半流质饮食，补钾维持电解质平衡，继续予抗生素预防感染。停一级护理，改为二级护理，停心电监护。予比索洛尔5mg每天1次降压治疗，予二甲双胍0.5g每天2次控制血糖，监测空腹及三餐后2小时血糖。疼痛评分2分，予镇痛泵镇痛，出入量正常。术后第3天：患者生命体征平稳，复查电解质示血钾3.80mmol/L。继续抗生素预防感染，切口无疼痛，拔除尿管及引流管，小便自解通畅。术后第5天：患者生命体征平稳，停用抗生素，予以出院。

二、护理查房要点

（一）护理问题

1. 疼痛：与手术创伤有关。
2. 腹胀：与术后肠粘连有关。
3. 有感染的风险：与手术及留置管道有关。
4. 有深静脉血栓形成的风险：与年龄大、手术时间长、术后卧床有关。
5. 有低血糖的危险：与糖尿病、术后进食少、应用降糖药有关。
6. 营养失调：低于机体需要量，与术后腹胀、进食少有关。
7. 知识缺乏：与患者缺乏疾病及术后康复相关知识有关。

（二）护理目标

1. 维持生命体征平稳。
2. 缓解疼痛。
3. 缓解腹胀，肠道功能恢复。
4. 促进伤口愈合，预防感染。
5. 预防深静脉血栓形成。
6. 血糖水平控制在正常范围内。
7. 营养状况得到改善。
8. 做好宣教，促进康复。

（三）护理措施

1. 病情监测：密切监测患者生命体征，包括体温、脉搏、呼吸和血压，病情变化及时向医生汇报。
2. 饮食指导：根据患者肠道功能恢复情况，术后6小时后可进食流质饮食，肛门排气后可由流质少渣饮食逐步过渡到半流质饮食、普食。
3. 疼痛管理：定期评估疼痛程度并记录疼痛评分。遵医嘱给予镇痛药，并观察药物的效果和不良反应。

4. 腹胀的护理：鼓励患者早期下床活动，以促进肠道蠕动。可行腹部按摩、超声理疗、口服薄荷水，以帮助减轻腹胀。调整饮食，避免产气食物。监测肠道功能，记录肛门排气和排便情况。

5. 预防感染：保持切口清洁干燥，定期更换敷料。遵医嘱使用抗生素，并确保患者按疗程服用药物。保持管道清洁，定期更换管道和敷料。

6. 预防深静脉血栓形成：鼓励患者进行下肢活动，使用梯度压力袜以促进下肢血液循环。遵医嘱予抗凝药物，并监测出血风险。定期评估下肢肿胀和疼痛情况，及时发现深静脉血栓的迹象。

7. 管理低血糖风险：定时监测血糖水平，遵医嘱调整降糖药物的剂量。确保患者定时进食，避免长时间空腹。教会患者识别低血糖症状，并能采取紧急处理措施。

8. 改善营养状况：评估患者的营养需求，制订个性化的饮食计划。提供高蛋白质、高热量、易消化的食物。鼓励患者少量多餐，以增加营养摄入。

9. 健康教育：提供疾病和手术相关的健康教育。

三、病例讨论

问题：如果该患者发生下肢静脉血栓，应如何护理？

1. 休息与体位：将患者的下肢抬高 20°～30°，以促进静脉回流，减轻下肢肿胀不适。在血栓形成的急性期（通常为 3 周内）避免对患肢进行按摩或强烈按压，以防止血栓脱落造成肺栓塞。

2. 促进血液循环：鼓励患者在床上进行踝关节的屈伸运动，以促进下肢静脉血液回流。根据患者的恢复情况，鼓励早期下床活动，以减少静脉血栓形成的风险。

3. 药物治疗：抗凝治疗，遵医嘱使用抗凝药物如低分子量肝素或华法林，以预防血栓进一步形成和扩展。

4. 物理预防：使用压力梯度弹力袜促进下肢静脉血液回流，起到预防静脉血栓形成的目的。

5. 饮食调整：提供低脂、富含维生素的食物，保持大便通畅，避免因排便困难引起腹压增高而影响下肢静脉回流。

6. 观察与监测：密切观察患肢的疼痛、肿胀，皮肤温度和颜色变化，以及伸屈膝关节功能是否正常，并做好记录。记录患者的出入量，监测患者的液体平衡。

7. 预防并发症：预防肺栓塞，如果患者出现胸痛、呼吸困难、血压下降等症状，提示可能发生肺栓塞，应立即报告医生并协助应急处理。

8. 健康教育：向患者及其家属提供预防血栓形成的知识，如早期活动、规范用药等。建议患者改善生活方式，如戒烟限酒、控制血糖及血脂等。

9. 心理支持：关注患者的心理变化，避免患者出现过多消极情绪。

四、疾病重点知识

子宫内膜癌是起源于子宫内膜腺体的一种妇科恶性肿瘤，传统的治疗方式是开腹分期手术。随着微创技术在妇科领域的应用，微创手术在子宫内膜癌的治疗中具有明显优势。机器人手术平台自 2005 年被批准用于妇科手术领域以来，发展迅猛。由于其学习曲线短、裸眼 3D 视野、器械可旋转、符合人体工学等特点，机器人手术治疗子宫内膜癌在临床中得到广泛应用。

参考文献

［1］中国抗癌协会妇科肿瘤专业委员会. 子宫内膜癌诊断与治疗指南（2021 年版）［J］. 中国癌症杂志，2021，3（6）：501－512.

［2］中国医师协会微无创医学专业委员会妇科肿瘤专委会. 机器人手术治疗子宫内膜癌中国专家共识（2021 版）［J］. 机器人外科学杂志（中英文），2022，3（5）：414－422.

病例 3 子宫肉瘤

一、病史汇报

现病史：患者女性，44岁。因"子宫肌瘤术后 1$^+$年，阴道分泌物增多伴异味 1$^+$月"入院。患者 1$^+$年前于外院行腹腔镜下子宫肌瘤切除术。术后病理学检查示＜子宫包块＞伴性索样结构的平滑肌瘤。术后反复左下腹痛，疼痛轻，偶有腹部发紧感，无腹胀等不适。1$^+$月前自觉阴道分泌物较前增多，稀薄水样，有异味，查 CT 示左下腹及盆腔内多发软组织结节及肿块，性质待定，肠道外间质瘤并多发淋巴结转移？子宫前壁肌壁间肌瘤？盆腔筋膜肿胀增厚。我院病理切片会诊示＜子宫肌瘤＞查见恶性肿瘤；结合免疫组化，考虑高级别子宫内膜间质肉瘤。建议手术治疗，患者现偶有尿频、下腹轻微疼痛，体重无明显变化。

既往史：一般情况良好。19岁时患肺结核，抗结核治疗半年，定期专科随诊。左氧氟沙星过敏，表现为起红疹。无外伤史。7年前行腹腔镜下胆囊切除术，3年前行椎间盘病损切除术，2年前行腹腔镜下子宫肌瘤切除术，无输血史。

婚育史：顺产次数 2，流产次数 2，剖宫产次数 0，宫外孕次数 0。

专科查体：外阴发育正常。阴道通畅，无畸形，黏膜色泽正常，分泌物多，白色稀糊样，有异味。宫颈肥大，中度糜烂，无接触性出血，宫颈管内无出血。宫体前位，形态大小正常，质中，表面光滑，无压痛。双附件未扪及异常。

辅助检查：阴道彩超示宫体大小 5.2cm×6.2cm×6.5cm，盆腔偏左查见大小 5.3cm×3.2cm×5.8cm 不均质弱回声，边界不清楚，形态不规则，盆腔查见液性暗区，最深约 2.7cm，盆腔积液。胸部平扫示右肺中叶少许慢性炎症，余双肺未见异常。盆腔轴位普通＋增强 MRI 扫描示左下腹及盆腔多发结节及肿块影，播散性平滑肌瘤病？子宫前壁肌壁间肌瘤伴变性可能，弥散受限，合并肉瘤样变待排，盆腹膜增厚，盆腔积液。CA125 35.3U/mL。HPV、TCT 均阴性。

入院诊断：高级别子宫内膜间质肉瘤ⅢB期。

手术方式：全麻下行经腹子宫全切术＋双侧输卵管卵巢切除术、肠粘连松解术、输尿管松解术、大网膜切除术、恶性肿瘤细胞减灭术。

术后诊断：高级别子宫内膜间质肉瘤ⅢB期；肠粘连；输卵管粘连。

病程摘要：手术顺利，手术失血 200mL，术中未输血。术中见淡红色腹水约50mL。术后保留尿管＋负压引流管 1根，因病情危重转入 ICU，转入后予禁食、监护、吸氧、补液，维持酸碱、电解质稳定及出入量平衡等对症支持治疗。患者病情相对稳定，生命体征平稳。术后第 1天：转回病房，肛门未排气，轻微腹胀，予一级护理、心电监护、禁食，脂肪乳、氨基酸肠外营养支持，予头孢美唑预防感染，鼓励患者排痰，适当翻身活动，予依诺肝素钠注射液 4000IU 皮下注射预防下肢静脉血栓，腹部超声治疗助排气，出入量正常。术后第 2 天：患者生命体征平稳，肛门未排气，继续予禁食，其余治疗同前，出入量正常。术后第 3 天：患者生命体征平稳，肛门未排气，继续予禁食，其余治疗同前，负压引流量 480mL，引流物为淡黄色血清样液体，腹部切口敷料干燥，腹部切口对合良好，汇报主管医生，嘱观察。术后第 4 天：患者生命体征平稳，肛门已排气，肠鸣音正常，停肠外营养支持，继续予补液，维持酸碱、电解质稳定及出入量平衡，改饮食为术流饮食，负压引流量 550mL，引流物为淡黄色血清样液体，无特殊处理，其余治疗同前。术后第 5 天：患者生命体征平稳，负压引流量 240mL，引流物为淡黄色血清样液体，引流量多，查腹腔引流量与小便肾功对比无异常，腹腔引流怀疑血浆来源，停抗生素。术后第 6 天：患者生命体征平稳，停尿管，小便自解通畅。负压引流量 80mL，引流物为淡黄色血清样液体，拔除负压引流管。术后第 7 天：患者一般情况良好，予以出院。

二、护理查房要点

（一）护理问题

1. 疼痛：与术后切口愈合和负压引流管刺激有关。
2. 营养失调：低于机体需要量，与术后禁食、肠外营养支持及机体消耗增加有关。
3. 潜在并发症：感染，与术后切口、置入引流管及患者自身免疫力下降有关。
4. 潜在并发症：下肢静脉血栓，与术后卧床、活动减少有关。
5. 潜在并发症：肠梗阻，与术后肠粘连、肠蠕动减慢有关。
6. 焦虑：与术后病情变化、恢复情况及对疾病预后担忧有关。

（二）护理目标

1. 维持生命体征平稳。
2. 减轻疼痛。
3. 营养状况改善。
4. 无感染发生，切口愈合良好，体温正常。
5. 无下肢静脉血栓形成。
6. 患者肠蠕动恢复正常，未发生肠梗阻。
7. 患者焦虑减轻，能够积极配合治疗和护理，保持良好的心理状态。

（三）护理措施

1. 疼痛管理：定期评估患者疼痛的部位、性质、程度及持续时间，使用疼痛评分量表进行量化评估，记录疼痛变化情况。指导患者进行放松训练，如深呼吸等，转移注意力，缓解疼痛。为患者创造舒适的环境，保持病房安静、整洁，必要时遵医嘱使用镇痛药，并关注疗效。

2. 监测营养状况：定期监测患者的体重、血清蛋白水平、电解质等指标，评估患者的营养状况，及时发现营养不良的征象。

3. 肠外营养护理：妥善固定肠外营养管道，保持管道通畅，防止管道堵塞或脱出；严格无菌操作，预防感染，遵医嘱调整肠外营养液的输注速度和总量，确保营养液均匀输入，避免过快或过慢导致并发症；观察患者对肠外营养的耐受性，如无不良反应，可逐渐增加营养液的浓度和输注量。

4. 饮食指导：待患者肛门排气、肠蠕动恢复后，遵医嘱逐步恢复饮食，从流质饮食开始，逐渐过渡到半流质饮食、软食，最后恢复正常饮食。指导患者选择高蛋白质、高热量、高维生素、易消化的食物，如瘦肉、鱼、蛋、豆制品、新鲜蔬菜和水果等，避免辛辣、油腻、刺激性食物。鼓励患者少食多餐，避免暴饮暴食，促进营养吸收。根据患者的具体情况，可遵医嘱给予口服营养补充剂，如肠内营养粉、蛋白粉等，以满足机体的营养需求，促进术后恢复。

5. 预防感染：在禁食期间进行口腔护理，使用温盐水或生理盐水轻柔地漱口，以保持口腔卫生，预防感染和并发症。保持切口敷料干燥、清洁，观察切口有无红肿、渗液、分泌物等感染征象，如有异常及时向医生汇报处理。定期更换敷料，更换时严格无菌操作，防止切口感染。妥善固定负压引流管，防止管道脱出、扭曲、受压。保持引流管通畅，观察引流液的颜色、量和性状，如引流液异常或引流不畅，及时向医生汇报处理。定期更换引流袋，更换时严格无菌操作，防止引流管感染。

6. 预防下肢静脉血栓形成：鼓励患者尽早进行床上活动，如踝泵运动、股四头肌收缩运动等，促进下肢血液循环。病情允许时，协助患者进行床旁活动，逐渐增加活动量，避免长时间卧床不动。使用压力梯度弹力袜或间歇充气加压装置等物理预防措施，促进下肢静脉血液回流。遵医嘱给予抗凝药物，如低分子量肝素等，预防下肢静脉血栓形成，使用抗凝药物时，密切监测患者的凝血功能，如凝血酶原时间、活化部分凝血活酶时间等，观察全身瘀斑、瘀点情况，防止出血等不良反应的发生。

7. 预防肠梗阻：观察患者的腹部体征，如肠鸣音是否正常、有无腹胀、腹部有无压痛等，评估肠蠕动的恢复情况。询问患者有无肛门排气、排便等情况，及时发现肠梗阻的早期征象。在患者病情允许的情况下，可轻柔地顺时针按摩腹部，或超声理疗。指导患者正确进行床上活动和床旁活动，促进肠蠕动恢复，降低肠梗阻的发生风险。

8. 心理支持：与患者建立良好的护患关系，耐心倾听患者的诉说，给予心理安慰和鼓励，帮助患者树立战胜疾病的信心。向患者讲解术后恢复的过程和注意事项，让其了解自身的病情和治疗进展，消除对病情的恐惧和担忧。

三、病例讨论

问题：如果该患者发生了肠外营养液渗漏，应如何护理？

1. 停止输注：立即关闭输液器，停止肠外营养液输注，避免进一步渗漏。
2. 评估渗漏情况：评估渗漏的范围、疼痛、肿胀、皮肤颜色等。
3. 抽吸残留营养液：使用无菌注射器轻轻抽吸渗漏部位的残留营养液，以减少局部液体积聚。

4. 抬高肢体：将渗漏部位的肢体抬高，有助于减少局部液体积聚和渗出。

5. 局部处理：渗漏初期（48 小时内）冷敷，减轻肿胀和疼痛；48 小时后可热敷，促进吸收和血液循环。

6. 观察局部情况：密切观察渗漏部位的皮肤颜色、温度，有无红肿、疼痛等情况，保持渗漏部位的清洁，避免感染的发生。如有感染迹象，如红肿、发热等，应及时通知医生进行处理。

7. 调整输注方式：根据患者的具体情况和渗漏的原因，重新评估输注途径的选择，必要时更换输注部位或方式。

8. 健康教育：告知患者及其家属营养液渗漏的症状，如有不适，及时告知医护人员。

四、疾病重点知识

子宫肉瘤（uterine carcinosarcoma，UCS）是一组源于子宫平滑肌组织、子宫间质、子宫内组织或子宫外组织的恶性肿瘤，占子宫体恶性肿瘤的 2%～5%，但其相关死亡在子宫体恶性肿瘤中占比超过 16%。子宫肉瘤以双相组织学为特征，既有癌成分，也有肉瘤成分，其上皮成分是主导肿瘤生物学行为的主要成分。美国 SEER 数据库分析发现，子宫肉瘤发病率为 1/10 万～4/10 万，中位发病年龄为 67 岁，我国报道子宫肉瘤的高发年龄为 50～60 岁，中位发病年龄 55 岁，发病年龄差异考虑可能与地域有关。子宫肉瘤发病的高危因素与子宫内膜癌类似，包括高龄、肥胖、未产妇、外源性雌激素应用、他莫昔芬和盆腔放疗等。他莫昔芬治疗后相关子宫肉瘤的发生风险明显高于子宫内膜癌。接受他莫昔芬治疗后，子宫肉瘤发病的中位间隔时间为 9 年。

子宫肉瘤缺乏典型的临床表现，常表现为不规则阴道流血、阴道流液、下腹痛、腹部包块、腹水等。其中异常子宫出血是最常见症状，阴道流液多为肿瘤渗出液或感染坏死所致。确诊时，约 60% 的患者出现子宫外转移，约 10% 的患者以转移癌首诊。妇科检查可见宫颈口脱出肿物，或可触及盆腔肿块。

子宫肉瘤以手术治疗为主，标准术式为单纯子宫全切除＋双附件切除，但具体术式存在争议，如是否保留卵巢、淋巴结切除等。对子宫肉瘤有效的化疗药物有吉西他滨、多柔比星、紫杉醇等，常用联合化疗方案包括 AD 方案、CyVADic 方案、GD 方案、VAC 方案等。内分泌治疗仅适用于子宫内膜间质肉瘤，常用药物包括醋酸甲羟孕酮、醋酸甲地孕酮、芳香酶抑制剂等。

参考文献

[1] 李爱华，张师前，孙阳，等. 子宫癌肉瘤诊治中国专家共识（2020 年版）[J]. 中国癌症防治杂志，2020，12（6）：599－605.

[2] 李爱华，张师前，孙阳，等. 子宫癌肉瘤诊治中国专家共识（2024 年版）[J]. 中国癌症防治杂志，2024，16（4）：385－391.

第九章　卵巢肿瘤查房精要

病例 1 卵巢纤维瘤

一、病史汇报

现病史：患者女性，24 岁。因"外院彩超提示盆腔包块 1 个月"入院。患者 1 个月前外院体检腹部彩超发现盆腔包块，为进一步治疗入我院。自患病以来患者精神、食欲可，睡眠正常，大小便正常，体重未见明显变化，无腹痛、腹胀等不适。

既往史：一般情况良好，无病毒性肝炎、结核或其他传染病史，造影剂过敏，无外伤史，无手术史，无输血史，无其他特殊病史。

婚育史：未婚，无性生活史。

专科查体：未婚未产式。外阴发育正常。肛诊扪及盆腔 8^+ cm 包块。

辅助检查：腹部彩超示子宫前方大小约 7.2cm×6.0cm×8.7cm 弱回声团块，边界较清楚，周边探及少许血流信号，其与右卵巢紧贴。盆腹腔增强 CT 示盆腔内占位，考虑右附件来源病变可能（卵巢纤维瘤？巧囊？），腹盆腔少许积液。实验室检查结果无异常。

入院诊断：盆腔包块（子宫肌瘤？卵巢肿瘤？）。

手术方式：全麻腹腔镜下右卵巢肿瘤剥除术。

术后诊断：右侧卵巢纤维瘤。

病程摘要：手术顺利，手术失血 20mL。术后留置尿管＋负压引流管 1 根，予一级护理、心电监护、吸氧、术流饮食、静脉补液。腹部疼痛评分 3 分。术后第 1 天：患者生命体征平稳，术后负压引流量 160mL，呈淡血性。改为二级护理，停心电监护及尿管，肛门未排气，患者感轻微腹胀，予腹部超声治疗促进肠道功能恢复，缓解腹胀。改术流饮食为半流质饮食，继续静脉补液治疗。术后第 2 天：患者生命体征平稳，负压引流量 10mL，呈淡血性，肛门已排气，无腹胀、腹痛。术后第 3 天：患者生命体征平稳，大便已解。拔除引流管，常规更换伤口敷料。术后第 4 天：患者一般情况良好，予以出院。

二、护理查房要点

（一）护理问题

1. 疼痛：与手术创伤有关。

2. 术后腹胀：与手术创伤、麻醉药物抑制胃肠蠕动有关。

3. 有出血的风险：手术切除右侧卵巢肿瘤，可能损伤卵巢血管及周边血管，引发术后出血。

4. 有感染的风险：与手术创口、留置引流管增加感染风险有关。

5. 焦虑：与担心疾病的预后及是否影响生育有关。

6. 知识缺乏：对疾病本身、手术相关情况及术后康复护理知识了解匮乏。

（二）护理目标

1. 维持生命体征稳定，密切观察病情变化。

2. 患者疼痛缓解。

3. 患者腹胀缓解。

4. 促进伤口愈合，预防感染。

5. 焦虑减轻或消除。

6. 促进康复。

（三）护理措施

1. 疼痛管理：采用数字分级评分法评估患者疼痛程度，通过聊天、听音乐、看视频等方式分散患者注意力，减轻患者疼痛程度，提高其舒适度和睡眠质量。

2. 胃肠功能康复教育：术后 6～12 小时，指导患者可咀嚼口香糖，促进肠道功能恢复。术后 12～24 小时，指导患者进行腹式呼吸，可顺时针方向轻轻按摩腹部。术后 24 小时，患者可开始做康复操，卧床时增加床上活动量，如翻身、抬腿、提臀等，促进肠道蠕动和排气。指导患者避免摄入易产气的食物，如豆类，鼓励患者早期下床活动，促进肠道蠕动，缓解腹胀。

3. 出血观察：密切监测患者生命体征，查看切口敷料是否渗血、阴道是否出现大量流血，密切关注负压引流液的颜色、量和性状，发现异常及时向医生汇报。

4. 感染预防：指导患者养成良好的卫生习惯，勤洗手，做好口腔护理；保持切口清洁，定期换药；做好引流管护理，每天更换负压引流管；避免尿袋高于膀胱区，防止逆行感染。

5. 下肢静脉血栓形成的预防：鼓励患者早期下床活动，行踝泵运动，促进下肢血液循环，预防深静脉血栓形成。

6. 管道护理：妥善固定负压引流管，防止滑脱，定时检查和更换引流管，防止堵塞，观察引流液的颜色、量和性状。指导患者每天清洁会阴，保持会阴清洁。

7. 心理支持：向患者讲解疾病、手术及康复知识，包括饮食、休息、活动等。鼓励患者及其家属参与管理，以便了解治疗和病情进展，减轻他们对疾病的恐惧和对术后康复的担忧。

三、病例讨论

问题：该患者未婚未孕，选择的手术方式是否兼顾了疾病治疗原则与患者的生育需求？若患者担心疾病及手术对未来生育功能的影响，护士需做哪些心理护理？

1. 手术是卵巢性索－间质肿瘤（sexcord－stromal tumor，SCST）的主要治疗方式，应根据患者年龄、肿瘤类型、生育要求等综合评估后决定手术方式。手术基本原则：年轻、有生育要求者，若为单侧肿瘤，可行患侧卵巢肿瘤剥除术或行患侧附件切除术，若为双侧肿瘤，应当积极行双侧卵巢肿瘤切除术或单侧附件切除术＋对侧卵巢肿瘤剥除术；围绝经期及绝经后患者，应与患者及其家属充分沟通，建议行子宫全切术＋双附件切除术。88%～98%的卵巢纤维瘤及支持－间质细胞瘤为单侧发病，对于ⅠA期卵巢纤维瘤行保留生育功能手术（fertility－sparing surgery，FSS）是安全的。针对该患者，肿瘤为单侧且大于5cm，有生育需求，应尽量保留正常卵巢和子宫，可选择卵巢肿瘤剥除术或患侧附件切除术，因此符合治疗原则。

2. 入院时，使用焦虑自评量表（self－rating anxiety scale，SAS）与抑郁自评量表（self－rating depression scale，SDS）等工具对患者焦虑、抑郁情况进行评估，必要时可请心理专家会诊。术前注重心理护理，向患者及其家属详细解释手术的必要性、手术过程及安全性，强调手术对保留生育功能的积极意义，缓解他们的焦虑情绪。术后密切监测患者生命体征，鼓励早期活动，促进恢复，提供营养支持，促进切口愈合，防止因发生并发症而加重患者的心理负担。为患者提供个性化心理支持，如鼓励患者表达内心的感受和担忧，耐心倾听，及时反馈，给予安慰和鼓励，引导家属给予患者情感支持，营造良好的家庭支持氛围。进行心理支持和生殖咨询，帮助患者应对对生育功能的担忧。

四、疾病重点知识

卵巢纤维瘤和卵巢纤维－卵泡膜瘤都是卵巢性索－间质肿瘤来源的良性肿瘤，青春期及育龄女性多发。卵巢性索－间质肿瘤分为3大亚型：单纯间质肿瘤、单纯性索肿瘤及混合性卵巢性索－间质肿瘤。纤维瘤是最为常见的良性卵巢间质肿瘤，主要由成纤维细胞组成，可能伴有玻璃样变。卵巢纤维瘤患者可无明显症状，常在体检时偶然发现，部分患者可能出现Meigs综合征。卵巢纤维－卵泡膜瘤属于单纯间质肿瘤，由卵泡膜细胞和成纤维细胞两种成分组成，临床表现多样，部分患者因肿瘤较大出现盆腔疼痛、腹胀或压迫症状。

在诊断方面，除了传统的影像学检查（超声、CT、MRI等）和病理学检查，新型的功能成像技术如弥散加权成像（diffusion weighted imaging，DWI）、磁共振波谱成像（magnetic resonance spectroscopy，MRS）等，有助于更准确地鉴别肿瘤。同时，液体活检技术，如检测血液或腹水中小分子RNA、循环肿瘤细胞等，也展现出在卵巢肿瘤诊断及病情监测中的应用潜力。

卵巢纤维瘤和卵巢纤维－卵泡膜瘤均以手术切除为主要治疗方法。对于年轻患者，可尽量保留对侧卵巢；对于绝经后患者，可考虑全子宫＋双附件切除。术后，除了常规的康复护理，对患者内分泌功能的长期监测至关重要，因为卵巢性索－间质肿瘤可能影响激素分泌，导致月经紊乱、不孕等问题。此外，建议长期持续随访，以便及时发现复发迹象。

参考文献

［1］谢幸，孔北华，段涛. 妇产科学［M］. 9 版. 北京：人民卫生出版社，2018.

［2］陆蓓蕾，黄备建，漆玖玲，等. 卵巢性索间质肿瘤的临床及超声表现分析［J］. 复旦学报（医学版），2020，47（6）：882－887.

［3］中国优生科学协会肿瘤生殖学分会，中国医师协会微无创医学专业委员会妇科肿瘤学组，中国医院协会妇产医院分会妇科肿瘤专业学组，等. 卵巢性索－间质肿瘤诊治的中国专家共识（2022 年版）［J］. 癌症进展，2022，20（21）：2161－2172，2209.

［4］中国优生科学协会肿瘤生殖学分会，中国医师协会微无创医学专业委员会妇科肿瘤学组，中国医院协会妇产医院分会妇科肿瘤专业学组. 卵巢恶性肿瘤保留生育功能的中国专家共识（2022 年版）［J］. 中国实用妇科与产科杂志，2022，38（7）：705－713.

病例 2　卵巢畸胎瘤

一、病史汇报

现病史：患儿女性，10 岁 8 个月。患儿因"发现右侧附件区囊性占位 4$^+$月"入院。患儿初潮未来，自发病以来，精神食欲可，睡眠佳，大小便正常，体重无明显变化，偶有运动后右下腹痛，无腹胀、尿频、尿急、便秘等不适。

既往史：一般情况良好，无病毒性肝炎、结核或其他传染病史，无过敏史，无外伤史，无手术史，无输血史，无其他特殊病史。

婚育史：未婚。

专科查体：第二性征女性。外阴发育正常。患儿无性生活，行肛诊见子宫较小，与年龄相符。右附件稍增厚。

辅助检查：妇科子宫附件彩超检查示右附件区查见大小 4.3cm×3.6cm×3.8cm 不均质稍强回声，边界较清，形态较规则，内见片状液性暗区，稍强回声，未探及明显血流信号。其他检查结果未见异常。

入院诊断：右附件囊性占位（右卵巢畸胎瘤？其他？）。

手术方式：全麻下单孔腹腔镜下右侧卵巢囊肿剥除术、脐部整形术。

术后诊断：右卵巢成熟性畸胎瘤。

病程摘要：术中见右卵巢内含有一直径约 5cm 的囊肿，囊内为油脂、毛发。为预防术后盆腔粘连，术中使用腹腔防粘剂 1 支。手术顺利，术中失血 5mL。术毕安返病房，予一级护理、心电监护、吸氧、腹部捆腹带、腹部切口处压沙袋、术流饮食、静脉补液。腹部轻微疼痛。术后第 1 天：患儿生命体征平稳，出入量平衡。腹部切口敷料干燥，无渗血、渗液。肛门已排气，无腹胀，改术流饮食为半流质饮食。改为二级护理，停心电监护。术后第 2 天：复查血常规、电解质无异常，予以出院。

二、护理查房要点

（一）护理问题

1. 疼痛：与手术创伤有关。
2. 潜在并发症：器官粘连，与手术刺激盆腔组织、增加粘连风险有关。
3. 焦虑：与环境陌生、与家属分离、手术及担忧预后有关。

（二）护理目标

1. 维持患者生命体征平稳。

2. 患者疼痛缓解，舒适度提高。

3. 积极预防并发症，促进康复。

4. 患者焦虑缓解。

（三）护理措施

1. 术前宣教：术前与患儿及其监护人进行宣教和沟通，宣教方式应多样化，除了传统的口头和书面宣教，还可通过视频、公众号、漫画、参观手术室等多种形式进行宣教，让患儿及其监护人提前熟悉手术环境，减轻他们的焦虑及应激程度。向患儿及其监护人宣讲诊疗过程和康复计划，制订恰当的手术和麻醉方案。

2. 生命体征监测：密切监测患儿生命体征，包括体温、脉搏、呼吸和血压，密切观察体温变化，术后 24 小时内体温可能会轻度升高，但一般不超过 38℃。若体温持续升高或出现发热、寒战等症状，应及时向医生汇报，警惕感染的发生。

3. 饮食指导：麻醉前禁食时间过长会导致患儿烦躁，指导患儿麻醉前 2 小时口服清饮料。术后根据患儿情况，返回病房麻醉清醒后即可少量多次饮水，之后由流质饮食逐步过渡到普食，避免进食牛奶、豆浆等易产气的食物，以减轻胃肠负担。

4. 疼痛管理：依据患儿年龄合理选择疼痛评估工具，采用数字分级评分法和 FLACC 评分法评估患儿疼痛程度。该患儿术后为轻度疼痛，以非药物治疗为主，通过按摩、听音乐、玩游戏、看视频、聊天、讲故事等方式分散其注意力，缓解疼痛。

5. 活动指导：术后早期活动要循序渐进、避免劳累，逐渐增加活动量和活动时间，术后第 1 天即可开始床边站立或行走。病房内设置明显的安全警示标识，保持地面干燥，无障碍物。嘱患儿监护人 24 小时陪护，避免患儿独自行动，预防跌倒。

6. 并发症预防：术中预防性使用腹腔防粘剂，术后避免长期卧床，指导患者早期活动，促进肠道蠕动，预防肠粘连、盆腔粘连、输尿管粘连等并发症。

7. 心理护理：术前提前让患儿及其监护人熟悉手术环境，由监护人陪伴患儿进入麻醉诱导室，缓解患儿分离焦虑情绪。术后主动与患儿及其监护人沟通交流，了解他们的担忧和疑问，耐心解答关于疾病、手术及预后的相关问题。向患儿及其监护人介绍成功治疗的案例，增强他们战胜疾病的信心。

三、病例讨论

问题：成熟性畸胎瘤是最常见的生殖细胞肿瘤，但由于症状不明显常被忽视，且有一定概率恶变和复发，在日常生活中出现哪些症状时需警惕该疾病？

1. 腹胀腹痛：当肿瘤体积增大压迫周围组织或器官，肿瘤破裂或蒂扭转时，会引起腹痛，疼痛可能为持续性或间歇性。

2. 腹部肿块：随着肿瘤生长，在下腹部或盆腔触及实质性包块。

3. 异常阴道出血：出现月经周期紊乱、经量增多或减少等情况。

4. 内分泌紊乱：出现多毛、痤疮、脱发、月经不调等症状。

5. 压迫症状：当肿瘤压迫膀胱时，可能导致尿潴留或膀胱容量减少，出现尿频、尿急。

四、疾病重点知识

卵巢畸胎瘤是一种常见的卵巢生殖细胞肿瘤（ovarian germ cell tumor，OGCT），在各个年龄段均可发病。卵巢畸胎瘤的发病机制尚未完全明确。胚胎发育期间生殖细胞的异常分化是卵巢畸胎瘤的重要病因，肿瘤内部包含多种源于不同胚层的组织成分，像毛发、油脂、牙齿及骨骼等。

卵巢畸胎瘤分为成熟性畸胎瘤（多为良性）与未成熟性畸胎瘤（恶性），成熟性畸胎瘤恶变率为 2%～4%，目前恶变的发生机制尚不明确，可能与患病年龄、肿瘤大小、肿瘤持续存在时间、肿瘤生长速度及 HPV 感染等有关。儿童患者中以成熟性畸胎瘤较为多见，其临床表现依据肿瘤的大小、所处位置及是否存在并发症而有所不同。较小的肿瘤可能并无显著症状，常在体检或者因其他疾病接受检查时意外发现。较大的肿瘤则可能引发腹胀、腹痛症状，倘若发生肿瘤蒂扭转、破裂，便会出现急腹症的相关表现。

妇科超声是常用的初步筛查手段，也可进一步开展 CT、MRI 等检查。此外，肿瘤标志物检查，如甲胎蛋白（alpha fetoprotein，AFP）、β人绒毛膜促性腺激素（β-human chorionic gonadotropin，β-hCG）等，对判断肿瘤的良恶性具有重要的参考价值。

手术是卵巢畸胎瘤的治疗方式。对于儿童患者，在确保完整切除肿瘤的前提下，最大限度地保留正常的卵巢组织对维持生殖和内分泌功能至关重要。当前，腹腔镜手术凭借创伤小、恢复快等优势，在卵巢畸胎瘤的治疗中得到广泛应用。随着精准医学的不断发展，对卵巢畸胎瘤的分子生物学特性研究越发深入。有研究表明，某些基因突变或者异常表达与卵巢畸胎瘤的发生、发展及预后紧密相关，这为日后开发靶向治疗药物奠定了理论基础。同时，在预测术后复发风险方面，除了传统的病理分级、分期等因素，新的生物标志物也在积极探索与研究中，有望更为精准地评估患者的复发风险，进而制订个性化的随访与治疗方案。另外，在保留生育功能的治疗策略上，除了手术技巧的持续改进，新兴的辅助生殖技术，如卵巢组织冷冻保存及移植等，也为有生育需求的患者带来了更多的希望。

参考文献

[1] 王安生，杜媛媛，杨阳. 卵巢未成熟畸胎瘤的诊治进展 [J]. 国际生殖健康/计划生育杂志，2021，40（6）：524-528.

[2] 杨洁，杨佳欣，王瑾晖，等. 卵巢恶性生殖细胞肿瘤临床诊治中国专家共识 [J]. 现代妇产科进展，2024，33（8）：561-568.

[3] 许天敏，庞晓燕，董延磊，等. 卵巢成熟性囊性畸胎瘤恶变诊治的专家共识（2023 年版）[J]. 北京医学，2023，45（12）：1087-1091.

[4] 中华医学会小儿外科分会，中华医学会麻醉学分会小儿麻醉学组. 加速康复外科指导下的儿童围手术期处理专家共识 [J]. 中华小儿外科杂志，2021，42（12）：1057-1065.

[5] 梁栅芝，叶元，黄建邕，等. 卵巢生殖细胞肿瘤诊治的中国专家共识（2022 年版）[J]. 癌症进展，2022，20（20）：2054-2064.

［6］Tamura R，Nakaoka H，Yachida N，et al. Spatial genomic diversity associated with APOBEC mutagenesis in squamous cell carcinoma arising from ovarian teratoma ［J］. Cancer Sci，2023，114（5）：2145－2157.

［7］Monist M J，Paśnik I，Semczuk M，et al. Malignant transformation of the mature ovarian teratoma into early－stage ovarian adenocarcinoma：A case report with literature review ［J］. Pathol Res Pract，2024，266：155793.

病例 3　卵巢透明细胞癌

一、病史汇报

现病史：患者女性，36 岁。因"右附件切除术后 1 个月、确诊卵巢透明细胞癌"入院。自发病以来，患者精神食欲可，睡眠佳，大小便正常，体重无明显变化，无异常阴道流血、流液、腹痛、腹胀、尿频、尿急等不适。

既往史：一般情况良好，无病毒性肝炎、结核或其他传染病史，无过敏史，无外伤史。1 个月前于外院行多孔腹腔镜下右侧附件切除术＋盆腹腔多点活检术，无输血史，无其他特殊病史。

婚育史：离异。顺产次数 1，流产次数 2，剖宫产次数 0，宫外孕次数 0。

专科查体：已婚已产式。外阴发育正常。阴道通畅，无畸形。宫颈不肥大，光滑，无接触性出血，宫颈管内无出血。宫体前位，形态大小正常，质中，表面光滑，无压痛。左附件未扪及异常。

辅助检查：全腹盆部平扫＋增强 MRI 扫描示左侧附件区见一囊状影，大小约 3.0cm×1.9cm，盆腔少量积液。PET/CT 示右侧卵巢透明细胞癌术后，淋巴结转移可能性大。右肺中叶少许感染性病变。实验室检查结果无异常。

入院诊断：卵巢透明细胞癌 I C 期（$T_{1c}N_xM_x$?）；右附件切除术后。

手术方式：全麻下单孔腹腔镜下子宫全切术、左侧卵巢输卵管切除术、盆腔淋巴结清扫术、腹主动脉旁淋巴结切除术、大网膜切除术。

术后诊断：卵巢透明细胞癌 I C 期（$T_{1c1}N_0M_0$）；右附件切除术后。

病程摘要：手术顺利，术中失血 200mL。术后留置尿管＋腹腔引流管 4 根，予一级护理、禁食、心电监护、吸氧、静脉补液、头孢美唑预防感染等治疗。患者疼痛评分 4 分，予镇痛泵镇痛。术后第 1 天：生命体征平稳，复查血常规示白细胞计数 $11.6×10^9/$L、中性粒细胞百分比 84.7％。腹部切口敷料干燥，无渗血、渗液。术后负压引流量左上 50mL、右上 130mL、左下 0.5mL、右下 5mL，均呈淡血性。肛门未排气，患者感轻微腹胀，予超声理疗促排气，继续禁食、补液维持电解质平衡。术后血栓风险评估中危，予气压治疗、皮下注射低分子量肝素预防深静脉血栓形成。术后第 2 天：患者生命体征平稳，予 0.9％氯化钠行腹腔热灌注第一天化疗，负压引流量左 120mL、右 40mL，均呈淡血性。肛门已排气，无腹胀，予流质饮食，继续予抗生素预防感染。术后第 2 天：患者生命体征平稳，负压引流量左 211mL、右 220mL，均呈淡血性。继续予抗生素预防感染，予地塞米松、苯海拉明、西咪替丁预防化疗不良反应，予紫杉醇行腹腔热灌注第二天化疗。术后第 4 天：患者生命体征平稳，偶有呕吐，负压引流量左 220mL、右 180mL，均呈淡黄色，停用抗生素。予顺铂行腹腔热灌注第三天化疗，继续予阿瑞匹坦、西咪替丁、地塞米松预防化疗不良反应。术后第 5 天：患者生命体征平稳，无恶心、呕吐、腹胀，24 小时出入量平衡，引流液呈淡黄色，拔除 4 根负压引流管，改为二级护理，停尿管及心电监护，改禁食为流质饮食。其余治疗同前。术后第 6 天至术后第 8 天：患者生命体征平稳，无恶心、呕吐、腹痛，肛门已排便。复查血常规及血电解质未见异常。术后第 9 天：患者一般情况稳定，予以出院。

二、护理查房要点

（一）护理问题

1. 疼痛：与手术创伤有关。
2. 有感染的风险：与手术创伤、腹腔热灌注化疗及留置多根引流管有关。
3. 有皮肤完整性受损的风险：与化疗药物外渗有关。
4. 舒适度改变：与手术创伤大、留置管道多、术后卧床时间长、化疗后呕吐等有关。
5. 营养失调：低于机体需要量，与术后禁食、胃肠功能恢复延迟、化疗引起的呕吐、营养摄入不足有关。
6. 潜在并发症：出血，与手术范围广、使用抗凝剂有关。
7. 潜在并发症：化疗药物相关不良反应，如过敏、胃肠道反应等。
8. 焦虑恐惧：多次行腹腔热灌注化疗治疗，可能存在对疾病预后和治疗不良反应的担忧。
9. 知识缺乏：与患者对术后护理、化疗及康复知识了解不足有关。

（二）护理目标

1. 维持患者生命体征平稳。
2. 患者疼痛缓解。
3. 促进切口愈合，预防感染。
4. 无化疗药物外渗，患者皮肤完好。
5. 促进胃肠道功能恢复，减轻胃肠道不适症状。
6. 维持营养均衡，保证机体康复需求。
7. 密切关注化疗药物不良反应，异常情况得到及时处理。
8. 无并发症发生，或发生后得到及时处理。
9. 患者焦虑减轻。

（三）护理措施

1. 病情观察：密切监测患者生命体征、切口及引流液情况，观察是否有化疗不良反应，发现异常及时向医生汇报并协助处理。
2. 疼痛管理：术前向患者介绍术后疼痛的相关知识，提高对疼痛的认识和应对能力。术后根据患者具体情况，制订个性化的疼痛管理方案。定时评估患者疼痛程度，并观察疼痛的时间、部位、性质和规律，及时了解患者的疼痛变化。

3. 管道护理：记录各引流管置入深度，并做好管道标识，妥善固定引流管，避免管道扭曲、受压、牵拉、脱出等。保持引流管通畅，观察引流液的颜色、量和性状，定期记录和更换。每天进行尿管护理，避免逆行感染。

4. 感染预防：维持环境清洁卫生，定期消毒，教育患者及其家属养成良好的个人卫生习惯。医护人员应严格无菌操作，合理使用抗生素，定期更换切口敷料及引流装置。

5. 化疗药物用药护理：灌注前确保导管之间紧密连接，灌注时保证导管在腹腔内，防止药液渗漏。密切关注皮肤情况，有无红肿、疼痛、渗液，发现敷料潮湿应及时更换。遵医嘱予抗过敏、止吐药物预防化疗不良反应。化疗过程中予持续心电监护及中低流量吸氧，密切监测病情变化，询问患者有无心悸、胸闷、腹痛等不适。化疗结束后动态监测患者血常规变化，如发生红细胞、白细胞、血小板计数下降，及时向医生汇报并协助处理。

6. 活动指导：根据患者术后恢复情况，制订渐进性活动计划。术后返回病房即可进行翻身活动，术后6小时可抬高床头，术后1天鼓励患者下床活动。协助并鼓励患者执行活动计划。

7. 营养支持：观察患者胃肠功能恢复情况，根据患者胃肠功能及化疗反应，制订个性化营养方案。术后未排气时予全肠道外营养支持，排气后由流质饮食逐渐过渡到半流质，再到软食、普食。指导患者进食高蛋白质、易消化、高能量食物，必要时给予营养补充。

8. 出血预防：严格遵医嘱使用抗凝药物，密切观察全身皮肤有无瘀斑、瘀点及口鼻腔有无出血倾向，发现异常及时向医生汇报，必要时做好急救准备。

9. 心理护理：主动与患者沟通，倾听其担忧，给予心理支持，鼓励家属多陪伴患者。提供书面资料或视频资料，解释化疗的目的、过程及可能的不良反应，指导患者如何应对，缓解患者及其家属的焦虑、恐惧情绪。

三、病例讨论

问题1：如果该患者在行紫杉醇腹腔热灌注治疗2分钟时，突然出现全身皮疹，继而呼吸困难，可能发生了什么情况？应如何处理？

可能发生了紫杉醇过敏反应。紫杉醇过敏反应大多症状较轻，如皮肤瘙痒、潮红等，但也可发生严重症状，如呼吸困难、弥漫性荨麻疹、血压变化等，严重者可导致死亡。目前临床多采用不良事件通用术语标准5.0版（CTCAE 5.0）对其严重程度进行分级（表11-1）。

表 11-1　**紫杉醇过敏反应临床症状分级**（CTCAE 5.0）

分级	临床表现
1	一过性面部潮红或皮疹；药物热（<38℃）
2	面部潮红或皮疹；荨麻疹；呼吸困难；药物热（>38℃）
3	有症状的支气管痉挛，伴或不伴风疹，需要立即处理；过敏反应相关性水肿或血管性水肿，血压下降
4	急性过敏反应（急速进展的风疹、呼吸抑制、血管塌陷、休克）
5	死亡

腹腔热灌注治疗与静脉化疗相比，可大大减轻全身不良反应，但仍需注意相关风险。紫杉醇过敏反应的处理原则如下：

1. 去除诱因，立即停止输注紫杉醇。

2. 生命支持治疗，加强监测，评估气道、呼吸、循环、意识及皮肤状态，开放静脉通路，根据症状给予对症治疗。

3. 根据病情严重程度采取不同的药物治疗。目前用于紫杉醇过敏反应的药物主要包括静脉注射肾上腺素、糖皮质激素、H_1/H_2 受体阻滞剂、支气管扩张剂等。

问题 2：紫杉醇腹腔热灌注治疗还可能发生哪些药物不良反应？

1. 骨髓抑制：通常发生在治疗后的 8~10 天，主要表现为中性粒细胞减少，贫血也较为常见，血小板计数降低比较少见。

2. 神经毒性：常于化疗几个周期后出现并进行性加重，高剂量时可在用药 24~72 小时后出现。周围神经病变发生率为 62%，最常见的表现为轻度麻木和感觉异常，严重的神经毒性发生率为 6%。

3. 心血管毒性：可有低血压和无症状的短时间心动过缓，少数患者可能会出现心率增快、心肌缺血和房室传导阻滞等不良反应。

4. 胃肠道反应：表现为恶心呕吐，腹泻和黏膜炎发生率分别为 43% 和 39%，一般为轻至中度。

5. 肝毒性：伴随谷草转氨酶、谷丙转氨酶和碱性磷酸酶升高。

6. 脱发：发生率为 80%，通常发生在治疗后 2~3 周，甚至 2 个周期后才发生。

7. 局部反应：腹腔灌注可能引起腹腔内刺激性疼痛。

四、疾病重点知识

卵巢癌是致死率较高的生殖系统恶性肿瘤，其高致死率与其播散方式有关。除静脉化疗以外，腹腔热灌注治疗（hyperthermic intraperitoneal chemotherapy，HIPEC）也是清除腹腔内播散性肿瘤的重要手段，已有高等级证据证实，HIPEC 可改善卵巢癌、腹膜假黏液瘤和转移性卵巢癌患者的预后。国内学者早在 2002 年就已开展了 HIPEC 研究，并建立中国 HIPEC（C-HIPEC）技术方法。近年来，国内学者提出了适用于我国临床特点的闭合式 HIPEC 模式。2023 年，中国抗癌协会宫颈癌专业委员会发布了

《妇科肿瘤腹腔热灌注治疗临床应用指南》，为国内 HIPEC 的规范化应用提供了指导性文件。2024 年，中国抗癌协会宫颈癌专业委员会组织专家编写了《妇科肿瘤腹腔热灌注治疗临床药物应用专家共识》，以期为国内 HIPEC 安全应用提供更为全面、详细的指导。

C−HIPEC 是指将含化疗药物的灌注液加热到治疗温度，灌注到患者腹腔内并维持一定时间，以预防和治疗腹膜肿瘤及其引起的恶性腹水。其本质是通过热循环并行腹腔化疗。与常规静脉化疗相比，C−HIPEC 具有多个药理学优势：①化疗药更接近癌细胞；②化疗药在腹腔内半衰期更长；③腹腔药物浓度高于静脉化疗；④药物从腹腔内的清除速率低于静脉，因此作用时间更长。治疗期间含有化疗药物的灌注液将在精准恒温状态下在腹膜腔内循环灌注，充盈腹腔并维持一定时间，最终达到治疗腹膜转移肿瘤的目的。对卵巢癌患者，C−HIPEC 可进一步强化肿瘤细胞减灭术效果，充分控制术后肉眼不可见的腹腔内游离癌细胞（free cancer cell，FCC）和残留微小癌组织，进而改善卵巢癌患者预后。

参考文献

［1］中国抗癌协会. C−HIPEC 技术［M］. 天津：天津科学技术出版社，2023.

［2］中国抗癌协会宫颈癌专业委员会. 妇科肿瘤腹腔热灌注治疗临床应用指南（2023 年版）［J］. 中国实用妇科与产科杂志，2023，39（9）：926−934.

［3］中国抗癌协会宫颈癌专业委员会. 妇科肿瘤腹腔热灌注治疗临床药物应用专家共识（2024 年版）［J］. 中国实用妇科与产科杂志，2024，40（1）：62−67.

［4］中国抗癌协会妇科肿瘤专业委员会. 卵巢恶性肿瘤诊断与治疗指南（2021 年版）［J］. 中国癌症杂志，2021，31（6）：490−500.

病例 4　卵巢浆液性癌

一、病史汇报

现病史：患者女性，55 岁。因"卵巢高级别浆液性癌 2 周期新辅助化疗后 2$^+$ 月"入院。患者于 2$^+$ 月前确诊右侧卵巢高级别浆液性癌，已接受紫杉醇 270mg＋卡铂 650mg 新辅助化疗 2 周期，现为求进一步治疗入院。患者无腹痛、腹胀，无恶心、呕吐，无头晕、心慌等不适。

既往史：7$^+$ 年前因"子宫肌瘤"于外院行子宫次全切除术，术中出血多，曾输血治疗。6$^+$ 月前因"手腕综合征"行手术治疗。

婚育史：已婚。顺产次数 1，流产次数 1，剖宫产次数 0，宫外孕次数 0。

专科查体：已婚已产式。外阴发育正常。阴道通畅，无畸形，黏膜色泽正常，分泌物多，白色稀糊样，无异味。宫颈不肥大，光滑，无接触性出血，宫颈管内无出血。宫体缺如。左附件未扪及异常。右附件增厚。

辅助检查：腹盆部 CT 示盆腔右侧见软组织密度团块影，大小约 4.1cm×3.5cm×4.2cm；腹主动脉旁及双侧心膈角区可见小淋巴结。白细胞计数 2.1×10^9/L。

入院诊断：右侧卵巢高级别浆液性癌。

手术方式：全麻下行经腹双附件切除术、经腹盆腔淋巴结清扫术、经腹阑尾切除术、经腹大网膜切除术、缩瘤术。

术后诊断：右侧卵巢高级别浆液性癌ⅢC 期（T$_{3c}$N$_x$M$_x$）。

病程摘要：术中经腹见右侧卵巢形态失常，可见直径约 6cm 囊实性包块。盆腔腹膜及大网膜表面均可见退化的肿瘤病灶。术中予顺铂加入生理盐水中全面冲洗盆腹腔，并保留 1000mL 行腹腔化疗。手术顺利，术中失血 400mL，未输血。术后留置尿管＋负压引流管 1 根，予一级护理、心电监护、吸氧、禁食、静脉补液及头孢美唑预防感染，夹闭负压引流管。患者腹部疼痛评分 5 分，予镇痛泵镇痛。术后第 1 天：患者生命体征平稳，出入量平衡，夹闭负压引流管。复查血常规示血红蛋白 102g/L、白细胞计数 3.9×10^9/L，继续予头孢美唑预防感染。术后血栓风险评估高危，予气压治疗、皮下注射低分子量肝素钠预防深静脉血栓形成。肛门未排气，无腹胀，予超声理疗促排气，继续禁食、补液维持电解质平衡，改为二级护理。术后第 2 天：患者生命体征平稳，肛门未排气，无腹胀。停尿管，开放负压引流管，负压引流量 230mL，呈淡血性，其余治疗同前。术后第 3 天：患者生命体征平稳，负压引流量 100mL，呈淡血性。肛门已排气，无腹胀，改禁食为流质饮食，停抗生素、超声理疗。术后第 4 天：患者生命体征平稳，负压引流量 70mL，呈淡血性。患者自诉左下肢疼痛伴无力，疼痛评分 6 分，左下肢活动受限，无水肿，皮肤无瘀斑、破溃、出血，伸舌居中，予氨酚羟考酮（泰勒宁）

口服镇痛。双侧上肢＋下肢静脉血管彩超示双侧小腿肌间静脉血栓形成。实验室检查结果示 D－二聚体 2.27mg/L、白细胞计数 $1.8 \times 10^9/L$。继续予低分子量肝素钠抗凝治疗，予重组人粒细胞刺激因子注射液（吉赛欣）升白治疗，停气压治疗。术后第 5 天：患者生命体征平稳，左下肢疼痛减轻，停负压引流管。术后第 6 天至第 10 天：患者生命体征平稳，病情平稳，治疗同前。术后第 11 天：患者生命体征平稳，左下肢疼痛已缓解，停低分子量肝素钠注射，改为利伐沙班口服抗凝治疗。术后第 12 天：患者生命体征平稳，腹部切口对合良好。复查血常规未见异常，予以出院。

二、护理查房要点

（一）护理问题

1. 疼痛：与手术创伤、下肢血栓形成导致局部组织缺血缺氧相关。
2. 营养失调：低于机体需要量，与肿瘤及化疗药物治疗的不良反应有关。
3. 活动无耐力：与贫血导致机体组织缺氧、化疗药物导致疲劳、体力下降有关。
4. 有感染的风险：与术后留置尿管、负压引流管，以及术中行腹腔化疗导致白细胞和中性粒细胞减少、患者免疫力下降相关。
5. 潜在并发症：肺栓塞，与下肢静脉血栓可能脱落至肺有关。
6. 有出血的风险：与使用抗凝药物有关。
7. 焦虑与恐惧：与担心化疗不良反应及疾病复发有关。

（二）护理目标

1. 维持生命体征平稳。
2. 患者疼痛缓解。
3. 血红蛋白水平稳定或改善。
4. 未发生感染及异常出血。
5. 未发生肺栓塞。
6. 患者焦虑与恐惧减轻。

（三）护理措施

1. 生命体征监测：密切监测患者生命体征，包括体温、脉搏、呼吸和血压，病情变化时及时向医生汇报。
2. 疼痛管理：定时评估患者疼痛程度，根据疼痛评分采取合适镇痛方式。轻度疼痛可通过分散注意力来缓解；重度疼痛可使用药物镇痛，如口服、静脉或肌内注射等。
3. 饮食指导：根据患者肠道功能恢复情况，制订个性化饮食方案。肛门未排气前禁食禁饮，排气后可由流质少渣饮食逐步过渡到半流质饮食、普食。指导患者选择优质蛋白质，如鱼、家禽和豆类，碳水化合物优选谷类食品，脂肪应选择不饱和脂肪酸和某些植物来源的脂肪，如橄榄油、亚麻籽油等，并多进食富含铁的食物，搭配富含维生素

C 的食物，以提高铁的吸收率，改善血红蛋白水平。

4. 管道护理：妥善固定管道，保持负压引流管通畅，观察引流液的颜色、量和性状，定期记录。每天行尿管护理，避免逆行感染。

5. 预防感染：教育患者及其家属养成良好的卫生习惯，做好手卫生和口腔护理；保持病房空气新鲜，定时通风换气和消毒；指导患者保证充足睡眠，进行适度的运动，避免接触感染源；遵医嘱使用抗生素，定期进行血常规检查，密切观察有无感染征象。

6. 预防肺栓塞：双下肢静脉血栓已形成，指导患者及家属勿按摩双下肢，以免导致血栓脱落。遵医嘱使用抗凝药物，定期监测四肢血管静脉超声及胸部 CT，预防肺栓塞。备好溶栓药品和急救物品，急救用品处于备用状态。

7. 预防出血：遵医嘱使用抗凝药物，观察药物疗效和药物不良反应。向患者及其家属讲解抗凝药物的使用注意事项，增强自我管理能力。定期监测凝血功能指标。

8. 心理护理：给予患者心理支持和鼓励，帮助其应对手术后的不适和焦虑情绪。

三、病例讨论

问题：该患者发生了下肢静脉血栓形成，应如何对她进行出院指导？

下肢静脉血栓形成出院后护理的目标是预防血栓复发、保持血管通畅和促进康复，护理建议包括调整饮食、适当运动、药物管理、定期复查等。

1. 调整饮食：保持均衡的饮食，多吃富含维生素 C、维生素 E、维生素 K 的食物，如新鲜蔬菜、水果、坚果等，以促进血管健康。

2. 适当运动：在医生的指导下，制订个体化的运动计划，包括散步、腿部伸展运动等，避免久坐或久站。运动可以促进血液循环，降低血栓复发的风险。

3. 药物管理：遵医嘱按时服用抗凝药物如阿司匹林肠溶片、华法林等，可以防止血栓的进一步形成和蔓延。但需要注意药物的不良反应，如出血等，应定期复查凝血功能。

4. 定期复查：遵医嘱定期进行下肢静脉超声检查，以监测血栓的情况。如果出现肿胀、疼痛等症状，应及时就医。

5. 出院后如果出现下肢肿胀加重、疼痛剧烈、呼吸困难、胸痛等症状，应立即前往医院就诊。在恢复期间，如果对用药、护理有任何疑问，或者出现新的不适，也要及时与医生沟通。

四、疾病重点知识

卵巢癌是妇科三大恶性肿瘤之一，预后较差，死亡率呈逐年上升趋势，是女性生殖系统最致命的恶性肿瘤。不同类型的卵巢癌生物学行为、临床表现和预后存在明显差异。

卵巢癌可采取手术、化疗、靶向治疗和免疫治疗等治疗方式，以手术为主，术后应根据组织学类型、病理分期和残余病灶大小等决定是否进行辅助性治疗。化疗是最主要的辅助性治疗方式。近年来靶向治疗和免疫检查点抑制剂、肿瘤疫苗等在卵巢癌中也取得了一定进展。有学者揭示了 eTreg 细胞在卵巢高级别浆液性癌（high-grade serous ovarian carcinoma，HGSOC）肿瘤微环境中的作用，免疫检查点抑制剂与过继细胞免疫治疗的联合方案显示出安全性和有效性，未来可能成为 HGSOC 的新兴治疗方向。除此之外，中医药治疗卵巢癌也具有悠久的历史，近年来随着众多较高水平医学研究的逐步开展，中西医结合的优势逐渐凸显。2024 年中华中医药学会组织专家制定了《卵巢癌中西医结合诊疗指南》，该指南对卵巢癌患者在围术期不良反应的中医药管理，西药全身系统治疗包括化疗、靶向治疗相关不良反应的中医药管理，晚期卵巢癌的中医辨病辨证维持治疗，以及卵巢癌伴随焦虑、癌因性疲乏的中医管理进行了规范。中医药具有多靶点、多途径的特点，再结合现代医学技术，有望为卵巢癌患者提供更全面、更有效的治疗方案。

参考文献

[1] 卢淮武，徐冬冬，赵喜博，等.《2024 NCCN 卵巢癌包括输卵管癌及原发性腹膜癌临床实践指南（第 1 版）》解读 [J]. 中国实用妇科与产科杂志，2024，40（2）：187-197.

[2] 卢雯平，白萍，田小飞，等. 卵巢癌中西医结合诊疗指南 [J]. 中国医药，2024，19（5）：641-648.

[3] Luo Y, Xia Y, Liu D, et al. Neoadjuvant PARPi or chemotherapy in ovarian cancer informs targeting effector Treg cells for homologous-recombination-deficient tumors [J]. Cell, 2024, 187（18）：4905-4925. e24.

病例 5 卵巢转移性肿瘤

一、病史汇报

现病史：患者女性，37 岁。因"腹部胀痛 10 余天"入院。现患者仍有下腹部胀痛，无畏寒、发热、呕吐、腹泻、异常阴道流血等不适。

既往史：20 年因"右侧乳腺纤维瘤"在外院行乳腺纤维瘤切除术，15 年前因胎儿臀位在外院行剖宫产，10 年前外院行第二次剖宫产。8 年前发现左小腿静脉曲张，现已好转。

婚育史：顺产次数 0，流产次数 3，剖宫产次数 2，宫外孕次数 0。

专科查体：已婚已产式。外阴发育正常。阴道通畅，无畸形，黏膜色泽正常，分泌物多，白色稀糊样，无异味。宫颈肥大，表面光滑，无接触性出血，宫颈管内无出血。宫颈及双附件扪及不清。腹部膨隆，皮肤张力较高，盆腹腔可扪及巨大包块，直径约 12cm，边界清，活动一般，腹部轻压痛，无反跳痛及肌紧张。

辅助检查：胸腹部 CT 示双附件区囊实性占位；腹盆腔大量积液，考虑肿瘤种植转移可能性大；腹主动脉旁、双侧髂总动脉旁、闭孔血管区及心膈角多发淋巴结显示；肝多发边缘强化结节，转移灶待排；双肺炎症；双侧胸腔少量积液。阴道彩超示肌壁间查见 2~3 个弱回声，较大直径 1.2cm；子宫后方查见直径 2.7cm 弱回声；左附件区查见大小 7.7cm×4.7cm×6.6cm 囊实性占位；右附件区查见大小 14.7cm×10.8cm×12.4cm 囊实性占位；盆腹腔查见液性暗区，最深约 6.1cm。实验室检查示谷丙转氨酶 54U/L、白细胞计数 $12.9×10^9$/L、中性粒细胞百分比 82.0%。

入院诊断：卵巢恶性肿瘤（？）。

手术方式：全麻下行经腹盆腔包块切除术、经腹子宫全切术、经腹左侧输卵管－卵巢切除术、经腹肠粘连松解术、经腹双侧输尿管粘连松解术、经腹大网膜切除术、经腹直肠癌根治术、经腹肝部分切除术。

术后诊断：双侧卵巢转移性腺癌；直肠腺癌；子宫肌瘤；肠粘连；双侧输尿管粘连。

病程摘要：术中经腹见淡黄色腹水 500mL，右侧卵巢见囊实性包块，直径约 20cm，左侧卵巢囊实性包块，直径约 8cm，子宫后壁浆膜下见直径约 3cm 肌瘤样组织。直肠上份可扪及大小约 6cm×4cm 肿物，质地硬，侵犯直肠系膜及直肠壁，肝脏Ⅵ段脏面可扪及一直径约 3cm 质硬菜花样肿物。手术困难但顺利，术中失血 800mL，输红细胞 1.5U，无输血不良反应。术后留置胃肠减压引流管＋尿管＋负压引流管各 1 根。予一级护理、禁食、心电监护、吸氧、头孢美唑预防感染、静脉补液。术后腹部疼痛评分 3 分，予镇痛泵镇痛。术后第 1 天：患者生命体征平稳，术后负压引流量 120mL，呈淡血性。术后血栓风险评估为高危，予气压治疗、依诺肝素钠预防静脉血栓形成。患者肛门未排气，无腹胀，继续禁食、静脉补液，头孢美唑预防感染治疗，氨基酸脂肪乳供能，予腹部超声促进肠道功能恢复。术后第2天：患者生命体征平稳，肛门未排气，无腹胀，负压引流量90mL，呈淡血性。复查血常规示血红蛋白97g/L、白细胞计数14.9×10⁹/L、中性粒细胞百分比91.4％。生化B示丙氨酸氨基转移酶70U/L、谷草转氨酶64U/L，予保肝治疗。D－二聚体8.2mg/FEU，继续降压、依诺肝素钠预防血栓。术后第3天：患者生命体征平稳，负压引流量30mL，呈淡血性。复查血常规示血红蛋白93g/L、白细胞计数12.4×10⁹/L、中性粒细胞百分比82.3％。生化B示丙氨酸氨基转移酶53U/L。D－二聚体5.18mg/FEU。肛门已排气，予夹闭胃管后感腹胀明显，嘱继续开放胃管、禁食。术后第4天：患者生命体征平稳，病情平稳，负压引流量11mL，呈淡血性。术后第5天：患者生命体征平稳，负压引流量12mL，呈淡血性。患者诉咳嗽、咳痰，痰不易咳出，予止咳、化痰治疗。肛门排气排便，夹闭胃管后无腹胀，拔除胃管，继续禁食。术后第6天：患者生命体征平稳，咳嗽、咳痰明显好转，改为二级护理、流质饮食，停心电监护，拔除负压引流管。术后第7天至第8天：患者生命体征平稳，未述不适。术后第9天：患者一般情况好，腹部切口愈合良好，予以出院。

二、护理查房要点

（一）护理问题

1. 疼痛：与手术创伤有关。
2. 清理呼吸道无效：与肺炎导致气道分泌物增多、痰液黏稠有关。
3. 营养失调：低于机体需要量，与术后禁食时间长、依靠全肠外营养支持、营养摄入不足有关。
4. 有出血的风险：与手术范围广、涉及多个脏器，可能出现创面渗血、血管结扎不牢，以及使用抗凝药物有关。
5. 潜在并发症：静脉血栓形成，与术后D－二聚体水平升高、血栓风险评估为高危、术后卧床时间较长有关。
6. 潜在并发症：肝性脑病，与肝功能受损有关。
7. 潜在并发症：肠瘘，与术后直肠切口吻合不良有关。
8. 形象紊乱：与子宫切除有关。
9. 焦虑、恐惧：与术后病情变化、身体不适、担心疾病预后和身体恢复情况有关。

（二）护理目标

1. 维持患者生命体征平稳。
2. 患者疼痛减轻，并逐步消失。
3. 患者能有效咳出痰液，保持呼吸道通畅。
4. 维持营养平衡。

5. 无切口感染，促进切口愈合。

6. 预防并发症，早期发现和处理。

7. 促进患者康复。

8. 患者焦虑、恐惧得到缓解。

（三）护理措施

1. 生命体征监测：密切监测患者生命体征，包括体温、脉搏、呼吸和血压，如病情变化及时向医生汇报。

2. 疼痛管理：定时评估患者疼痛程度，根据疼痛评分给予合适的镇痛方式。重度疼痛遵医嘱使用药物镇痛，若口服或静脉输注镇痛药，需在使用镇痛药后半小时复评疼痛程度，用药后观察药物不良反应，如呼吸抑制、胃肠道反应、中枢神经系统反应等；轻度疼痛可通过分散注意力，如聊天、听音乐、看视频等方式缓解患者疼痛。

3. 饮食指导：根据患者肠道功能恢复情况，未排气前禁食禁饮，肛门排气且胃肠减压引流管拔除后，可由流质饮食逐步过渡到半流质饮食、普食。指导患者根据自身情况，选择高热量、适量优质蛋白质、高维生素、低脂、低钠、易消化的食物，少食多餐，避免生冷及硬质食物，以满足机体的营养需求。

4. 预防出血：预防便秘，防止因便秘导致腹压增加。观察全身皮肤有无皮下出血情况、手术切口敷料情况，定期更换敷料，保持切口清洁干燥，预防切口感染。观察引流液的颜色、量和性状，发现异常及时向医生汇报并协助处理。

5. 管道护理：保持胃肠减压引流管、负压引流管、尿管通畅，观察引流液的颜色、量和性状，定期检查与更换引流管，防止管道堵塞或脱出。每天行尿管护理，避免逆行感染。留置胃肠减压引流管期间应做好口腔护理，防止口腔溃疡发生。使用抗凝药物时，密切监测患者的凝血功能，如凝血酶原时间、活化部分凝血活酶时间等，观察全身瘀斑、瘀点情况，防止出血等不良反应的发生。

6. 预防下肢静脉血栓形成：指导患者合理休息与活动，鼓励早期下床，促进下肢血液循环。卧床期间指导行床上肢体活动，如踝泵运动、股四头肌收缩等，预防下肢深静脉血栓形成。使用压力梯度弹力袜或气压治疗等物理预防措施，促进下肢静脉血液回流。遵医嘱给予抗凝药物，指导患者不要随意增减剂量。

7. 预防肝性脑病：观察患者的意识状态、行为变化及有无扑翼样震颤等肝性脑病的早期表现。定期监测肝功能指标，遵医嘱使用保肝药物，避免高蛋白质饮食。

8. 预防肠瘘、肠梗阻：术后密切监测生命体征，避免坚硬、刺激食物，指导早期进行床上活动，促进肠蠕动，预防肠道再次粘连。观察切口愈合情况，观察引流液的颜色、量和性状，保持引流管通畅，及时发现并处理异常。

9. 肺炎护理：静脉补液以维持足够的液体入量，补充氨基酸脂肪乳，保证充足的能量供应。指导并鼓励患者有效地咳痰，协助翻身、拍背。观察痰液的颜色、性状、量、气味及患者咳嗽的频率、程度等。遵医嘱超声雾化吸入，湿化呼吸道，促进痰液排出。遵医嘱使用止咳化痰药和抗生素，必要时留取痰标本。

10. 心理护理：评估患者及其家属对疾病的认知程度，鼓励患者表达情感，了解患者及其家属的需求，并尽可能满足。为患者提供相关疾病知识，向患者讲解术后恢复的过程和注意事项，给予患者心理支持和鼓励，帮助其应对手术后的不适，缓解其焦虑、恐惧情绪。

三、病例讨论

问题：患者术后出现咳嗽、咳痰等呼吸道症状，但同时存在血栓高危风险和肺炎，护士应如何在术后预防肺栓塞的发生？

静脉血栓栓塞症（venous thromboembolism，VTE）指血液在深静脉内形成血凝块，使静脉管腔部分或完全堵塞，导致静脉血液回流障碍，包括深静脉血栓形成（deep venous thrombosis，DVT）和肺栓塞（pulmonary embolism，PE）。

肺栓塞常见症状为胸闷、胸痛、呼吸困难、咯血、晕厥等，并伴有血氧浓度下降。肺炎常见症状为发热、咳嗽、咳痰（可为脓性痰）等。针对该患者应注意观察呼吸系统症状，监测相关指标，发现异常情况时，应及时向医生汇报，进行处理和排除病因。

针对不同级别的静脉血栓风险患者采取不同的干预方案。妇科肿瘤患者在围术期就应进行预防性抗凝治疗，低危患者术后应早期下床活动，中危、高危、极高危患者术后采用药物预防或联合物理预防。合并高出血风险患者，应采用物理预防，最好使用间歇充气加压装置（intermittent pneumatic compression，IPC）。

四、疾病重点知识

卵巢转移性肿瘤指原发于其他器官的肿瘤转移至卵巢，也称为卵巢继发性肿瘤（secondary tumors of the ovary，STO）。肿瘤原发部位多为乳腺、消化系统、卵巢以外的生殖道、泌尿系统等，消化道恶性肿瘤为 STO 的常见原发肿瘤，其中以胃癌及结直肠癌最为常见。肿瘤转移途径包括血行转移、淋巴转移、种植转移、直接浸润，以血行转移最为常见。晚期消化道恶性肿瘤可表现为多路径扩散和转移。

卵巢转移性肿瘤的治疗方法包括手术治疗、化疗、放疗、靶向治疗、免疫治疗及中医药治疗。有研究发现，ACSL4 和 ECH1 是影响恶性肿瘤转移的关键因子。ACSL4 通过合成多不饱和脂肪酸，增强肿瘤细胞的膜流动性和迁移能力，促进肿瘤细胞的血管外渗和在远端器官的定植。这一发现为靶向诱导肿瘤细胞死亡提供了新思路。

参考文献

［1］Wang Y, Hu M, Cao J, et al. ACSL4 and polyunsaturated lipids supportmetastatic extravasation and colonization. ［J］. Cell，2024，188（2）：412−429.

［2］中国抗癌协会中西整合卵巢癌专业委员会. 消化道恶性肿瘤卵巢转移诊治中国专家共识（2023 年版）［J］. 中国实用妇科与产科杂志，2023，39（8）：817−823.

第十章　妊娠滋养细胞疾病查房精要

病例1　葡萄胎

一、病史汇报

现病史：患者女性，34岁。因"停经后阴道流血15天"入院。患者在停经30天后出现阴道流血，呈咖啡色，外院查血示hCG 2611.34mU/mL、孕酮16.57ng/mL，彩超提示宫内异常回声。建议患者定期随访。此后患者阴道流血增多，呈鲜红色，但无血凝块，偶有下腹隐痛不适，伴恶心，持续15天。我院复查彩超提示宫腔内查见大小约2.5cm×1.2cm×2.0cm的泡状暗区，囊内未见确切卵黄囊；左附件区查见3.1cm×3.0cm×3.0cm的囊性团块，边界清楚，内透声差，充满细弱回声。宫内泡状暗区建议复查，左附件区囊性占位巧克力囊肿（？）。目前患者无阴道流血。

既往史：一般情况良好，无病毒性肝炎、结核病或其他传染病史，自诉对头孢过敏。

婚育史：25岁结婚，配偶体健，无离异、再婚、丧偶史。

初次性生活年龄：18岁，顺产次数0，流产次数0，剖宫产次数0，宫外孕次数0，葡萄胎次数0。

专科查体：第二性征为女性，已婚未产式，阴道分泌物多，白色稀糊样，无异味。宫颈肥大，可见多个纳氏囊肿，宫颈口见大小约0.8cm的赘生物，暗褐色，质软，无接触性出血。子宫前位。

辅助检查：超声示宫内孕囊，大小2.2cm×2.1cm×3.3cm，形态不规则，孕囊内见直径0.25cm稍强回声，左卵巢查见直径0.4cm卵黄囊样回声，未见确切胎心搏动。血hCG 183532.50mIU/mL、孕酮15.57ng/mL、血红蛋白109g/L。

入院诊断：葡萄胎（？）；宫颈赘生物待诊：宫颈息肉（？）；其他（？）；左卵巢囊性占位：卵巢囊肿（？）。

手术方式：全麻后行B超监测下清宫术+宫颈赘生物摘除术，必要时辅助宫腔镜或腹腔镜开腹协助手术，必要时扩大手术范围、更改手术方式。

术后诊断：葡萄胎（？）；宫颈息肉左卵巢囊性占位：卵巢肿瘤（？）；其他（？）；轻度贫血。

病程摘要：术中见宫颈肥大，可见多个纳氏囊肿，宫颈口见大小约0.8cm的赘生物，暗褐色，子宫前位，增大如孕2月。术前探宫腔深10cm，灌注膀胱后B超监测下行清宫术,吸出少许小水泡样组织及蜕膜、绒毛样组织共 50g,宫腔形态规则。术毕探宫腔深 8cm,子宫收缩欠佳,予缩宫素 20U 静脉滴注,子宫收缩好转。宫腔妊娠组织送病理学检查。术中失血量约 100mL,输液 1000mL,尿量 50mL。术后第 1 天:患者生命体征平稳,一般情况可。阴道少许流血,色暗红,无血凝块,无畏寒发热,无腹痛腹胀,停一级护理改二级护理,予益母草膏 10g 每天 2 次缩宫治疗,予补液、抗感染治疗。术后第 2 天:患者精神佳,阴道少许流血、色暗红,其余无不适。复查血 hCG 1139.30mIU/mL,治疗同前。术后第 3 天:患者生命体征平稳,精神可,阴道偶有少量暗红色流血,其余无不适,予以出院。

二、护理查房要点

(一) 护理问题

1. 阴道流血:与宫内泡状暗区或左附件区囊性占位有关。
2. 疼痛:与宫内异常或附件区囊性占位有关。
3. 恶心和呕吐:与妊娠相关激素变化或宫内异常有关。
4. 焦虑与恐惧:与担心疾病与预后有关。
5. 知识缺乏:与患者对病情、治疗方案和预后了解不足有关。
6. 存在营养不足、体液不足的风险:与恶心、呕吐、阴道流血有关。
7. 存在感染的风险:与阴道持续流血、宫内异常有关。

(二) 护理目标

1. 控制或减少阴道流血。
2. 患者疼痛缓解。
3. 患者恶心和呕吐得到控制。
4. 患者焦虑与恐惧减轻。
5. 患者了解病情、治疗方案和预后相关知识。
6. 患者获得足够的营养和水分摄入,维持身体功能。
7. 患者未发生感染。

(三) 护理措施

1. 病情监测:监测患者阴道流血量、颜色和性状,指导患者及时更换卫生巾,保持会阴部清洁干燥。评估患者有无贫血症状,如头晕、乏力等,必要时给予输血治疗。遵医嘱给予缩宫或止血药物,必要时进行清宫术。

2. 疼痛管理:评估疼痛的性质、部位和程度,给予相应的镇痛药;指导患者采取舒适的体位,如膝胸卧位,以减轻下腹疼痛;必要时给予局部热敷缓解疼痛。

3. 饮食护理:评估患者的营养状况,制订合理的饮食计划,给予高蛋白质、高维生素的饮食,建议患者少食多餐,避免油腻、辛辣食物,多吃清淡、易消化的食物。鼓励患者多饮水，必要时给予肠内或肠外营养支持。监测患者的体重、血红蛋白等指标，及时调整营养方案。必要时遵医嘱给予止吐药物，如甲氧氯普胺。

4. 预防感染：严格执行无菌操作，保持会阴部清洁干燥，每天清洗外阴。监测患者体温，观察有无感染征兆，如发热、腹痛等，必要时给予抗生素治疗。遵医嘱给予预防感染的护理措施，如阴道冲洗等。

5. 心理护理：向患者解释病情，提供心理支持，缓解患者的焦虑情绪。鼓励患者表达自己的感受，倾听患者的担忧，给予安慰和鼓励。必要时请心理医生会诊，给予专业的心理干预。

6. 健康教育：向患者解释宫内泡状暗区和附件区囊性占位的可能原因、诊断和治疗方法，告知患者定期随访和复查的重要性，指导患者自我监测病情。提供书面的健康教育资料，鼓励患者及其家属积极参与学习。与患者商定随访计划，提醒患者按时复查。复查时重点监测血 hCG 水平、超声检查等指标，评估病情变化。根据复查结果及时调整治疗方案，指导患者进行自我管理。

三、病例讨论

问题：应该如何预防该患者术后发生阴道大出血，如果发生了应如何应对？

（一）预防措施

1. 配血备用。

2. 术后注意观察患者阴道流血、流液情况，必要时遵医嘱记录 24 小时阴道流血量。

3. 禁止做不必要的检查和窥阴器检查，必须行以上检查时，动作应轻柔，以免发生破溃出血。

4. 做好各种抢救器械及物质准备，并重点交班。准备用物：阴道止血包、纱条、方纱、照明灯、止血钳、止血药、换药镊等。

5. 嘱患者勿久坐、久站、久蹲，避免用力咳嗽加重腹压，保持大便通畅。

（二）处理措施

1. 保持环境安静，让患者取平卧位，给予保暖和吸氧。大量出血时应及时通知医生，建立 2~3 条静脉通路并配合进行抢救。

2. 行床旁心电监护，观察患者神志、面色、意识、血压、脉搏、出入量情况及皮肤颜色。

3. 遵医嘱涂撒云南白药，用明胶海绵、大纱条填塞，压迫止血。尽早补充血容量，实施输血、补液。

4. 观察患者阴道流血情况，准确记录出血情况。

5. 给予抗感染治疗，合理使用抗生素。

6. 加强对患者的心理疏导及对家属的安抚，获得患者及其家属的支持。

7. 指导患者注重个人卫生，预防跌倒及坠床。

四、疾病重点知识

葡萄胎为良性疾病，因妊娠后胎盘绒毛滋养细胞增生、间质水肿，形成大小不一的水泡，水泡间借蒂相连成串，形如葡萄，故称为葡萄胎，也称水泡状胎块。但部分葡萄胎可发展成为妊娠滋养细胞肿瘤。葡萄胎可分为完全性葡萄胎及部分性葡萄胎，完全性葡萄胎的染色体核型为二倍体，部分性葡萄胎的染色体核型为三倍体，多来自父方。葡萄胎典型的临床表现是停经后阴道流血伴宫颈异常增大。辅助检查包括超声检查及血hCG检查，组织病理学检查是确诊的"金标准"。

参考文献

[1] 张烨，薛艳，刘腾，等. 妊娠滋养细胞肿瘤 291 例临床特征分析 [J]. 实用妇产科杂志，2012，28（11）：981－984.

[2] 万晓洁，郑飞云，胡燕. 妊娠滋养细胞肿瘤 45 例临床分析 [J]. 实用医学杂志，2011，27（1）：72－74.

[3] 张艳梅，亓晶，和萍. 妊娠滋养细胞肿瘤 46 例临床分析 [J]. 实用妇产科杂志，2008，24（12）：727－729.

病例 2 妊娠滋养细胞肿瘤

一、病史汇报

现病史：患者女性，41 岁。因"停经 6$^+$ 周、阴道不规则流血"入院。患者停经 6$^+$ 周，出现阴道不规则流血，色暗红，查 hCG 43.45mIU/mL，B 超提示宫腔内查见大小约 3.1cm×1.4cm 囊实性团块，边界不清，形态不规则，未见胎心胎压。患者外院就诊，复查 B 超示宫腔上段偏右侧查见 1.7cm×1.4cm×1.0cm 囊肿无回声，hCG 37602.1mIU/mL，考虑先兆流产，予保胎治疗。再次复查 B 超提示宫腔内 5.0cm×3.3cm×5.5cm 不均质稍强回声，内见散在大小不等无回声，最大约 2.5cm×1.5cm×1.6cm，可见点状血流信号。hCG 134074.2mIU/mL，考虑葡萄胎，予清宫术，术中吸刮钳夹出 0.3～1.0cm 大小水泡状组织物约 50g。病理学检查提示绒毛水肿伴滋养细胞增生，结合形态及免疫组化检查，支持完全性葡萄胎。术后复查 B 超提示宫内占位，再次行清宫术。术后 10 天复查 hCG 3864.7mIU/mL。术后 15 天患者轻微腹痛，阴道少许咖啡色分泌物，再次复查 hCG 15276mIU。为进一步治疗于我院就诊。

既往史：一般情况良好，无病毒性肝炎、结核或其他传染病史，对谷胱甘肽过敏，无外伤史。12 年前剖宫产 1 次，子女体健。人工流产 3 次，均未行二次清宫。无输血史，无其他特殊病史。

婚育史：已婚。孕次 6，产次 1，顺产次数 0，流产次数 4，剖宫产次数 1，宫外孕次数 0。

专科查体：外阴未见异常，阴道通畅，腹软，无压痛。

辅助检查：hCG 15507.8mIU/mL。病理切片会诊示＜宫内物＞结合形态及原单位免疫组化结果，符合完全性葡萄胎。

入院诊断：妊娠滋养细胞肿瘤。

手术方式：全麻下行清宫术。

术后诊断：妊娠滋养细胞肿瘤。

病程摘要：术中情况良好，无出血，术后患者生命体征平稳，面色可，阴道偶有少量流血，遵医嘱予抗生素抗感染治疗。术后第 1 天：患者精神佳，尿量正常，阴道出血少，予以出院。

二、护理查房要点

（一）护理问题

1. 焦虑和恐惧：与疾病诊断、治疗过程及预后有关。

2. 情境性低自尊：与反复入院检查、接受治疗有关。

3. 存在出血的风险：反复阴道不规则流血，有肿瘤破裂、转移甚至大出血的风险。

4. 营养不良：与化疗引起的恶心、呕吐、胃肠道紊乱有关。

5. 潜在并发症：阴道大出血、肿瘤转移、感染等。

6. 活动无耐力：与疾病及手术导致体力下降、活动能力受限有关。

（二）护理目标

1. 患者焦虑和恐惧程度减轻。

2. 患者获得心理支持，维持自尊。

3. 控制出血风险。

4. 患者营养状况改善。

5. 未发并发症，或发生后获得及时处理。

6. 患者恢复活动耐力。

（三）护理措施

1. 健康教育：向患者及其家属详尽阐释疾病相关知识、治疗方案及预后情况，帮助患者正确理解疾病本质，增进对疾病的了解。

2. 心理护理：倾听患者及其家属的忧虑，了解患者的社会背景，提供安慰与鼓励，帮助他们树立战胜疾病的信心。鼓励患者与家人、朋友进行交流，参与支持性团体活动，以减轻孤独感。在护理过程中尊重患者意愿和选择，避免过度干预。鼓励患者参与病房活动，加强患者间沟通，提升自我价值感和认知感。及时肯定患者的进步和努力，增强其自信心及战胜疾病的信心。

3. 焦虑和恐惧的护理：护士需保持耐心，倾听患者需求，用温和语言与患者沟通，缓解其紧张情绪。指导患者进行深呼吸、渐进性肌肉放松、听音乐等，以减轻焦虑。必要时可请精神科会诊，并遵医嘱给予抗焦虑药物。

4. 预防出血：监测并记录阴道出血量、颜色及性状，及时发现异常并汇报。准备止血药物和急救设备，一旦出血立即通知医生处理。若发生大出血，应安抚患者情绪并及时通知医生，避免躁动，防止病情加重，同时避免因紧张导致出血加剧。

5. 预防感染：指导患者保持外阴清洁，进行卫生指导，定期更换卫生巾。保持病房空气流通，维持适宜的温度和湿度，减少探视人员，防止交叉感染。遵医嘱使用抗生素预防感染。

6. 化疗的护理：化疗前遵医嘱给予止吐药物。提供清淡、易消化的食物，实行少量多餐。鼓励患者保持积极心态，必要时提供心理疏导，帮助其应对化疗不良反应及预后情况。

7. 饮食护理：鼓励患者摄入高蛋白质、高维生素食物，必要时补充营养制剂。根据患者口味和耐受性调整饮食，避免油腻、辛辣、刺激、过敏食物。定期监测体重、尿量、大便、血清蛋白等指标，及时发现营养不良。增加富含铁、叶酸、维生素 B_{12} 等造血原料的食物摄入。

8. 预防并发症：密切观察患者生命体征变化，及时发现异常并处理。根据患者病情采取针对性预防措施，如预防血栓形成、导管维护。一旦出现并发症，立即通知医生并协助处理。

9. 生活护理：根据患者贫血程度和身体状况，安排适量活动，合理规划休息与活动时间，避免过度劳累。

三、病例讨论

问题：化疗常见不良反应有哪些？

（一）胃肠道反应

1. 恶心和呕吐：这是化疗后最常见的早期不良反应，通常在化疗后几小时内出现，可持续至化疗结束后的几天乃至数周。严重时可导致脱水、电解质紊乱和营养不良。

2. 食欲减退和体重下降：化疗可能影响患者的食欲，导致体重减轻。

3. 腹泻或便秘：部分化疗药物会刺激胃肠道黏膜，导致腹泻或便秘，甚至下消化道出血。

4. 口腔溃疡：化疗药物可能导致口腔黏膜受损，引发口腔溃疡及疼痛，影响进食。

（二）血液系统毒性

1. 骨髓抑制：化疗药物对骨髓造血功能有抑制作用，可能导致白细胞、红细胞和血小板数量下降。

2. 白细胞减少：增加感染风险，患者需注意个人卫生，穿着适宜，戴口罩，避免交叉感染，避免前往人群密集场所，以减少感染风险。

3. 贫血：表现为乏力、头晕、面色苍白、四肢湿冷等症状。

4. 血小板减少：可能导致出血倾向，如牙龈出血、鼻出血、全身散在出血点等，严重时可危及生命。

（三）皮肤和毛发问题

1. 脱发：化疗药物可能损伤毛囊细胞，导致脱发。脱发通常在化疗后开始，停药后头发会逐渐再生。

2. 皮肤问题：可能出现皮疹、瘙痒、色素沉着等。

（四）神经系统反应

1. 末梢神经受损：表现为手麻、脚麻、口唇麻木、肌肉疼痛等，通常在停药后可缓慢自行恢复。

2. 其他神经系统症状：如头晕、头痛、嗜睡等。

（五）肝肾功能损害

1. 肝损害：部分化疗药物需要经过肝代谢，可能引起转氨酶升高、黄疸、皮肤泛黄等症状。

2. 肾损害：可能导致尿量减少、尿路刺激征、肌酐升高等。

（六）心功能损害

部分化疗药物可能对心肌细胞产生毒性作用，导致心悸、胸闷、气促等症状，严重时可能出现心力衰竭。

（七）其他不良反应

1. 疲劳：化疗后患者常感到极度疲劳，可能与药物作用、睡眠质量差和心理焦虑等因素有关。

2. 过敏反应：部分患者对化疗药物可能产生过敏反应，如皮疹、瘙痒、呼吸困难以及全身症状等，严重时可出现过敏性休克。

四、疾病重点知识

妊娠滋养细胞肿瘤（gestational trophoblastic neoplasia，GTN）是一组与妊娠相关的恶性肿瘤，源于胎盘滋养细胞。这些肿瘤通常发生于妊娠期间或妊娠后，具有不同程度的侵袭性和转移潜能。

根据最新的研究和临床指南，妊娠滋养细胞肿瘤主要包括以下几种类型。

1. 侵袭性葡萄胎：侵袭性葡萄胎是指葡萄胎病变侵入子宫肌层或达子宫外，甚至可发生远处转移。它通常起源于完全性葡萄胎，但具有更强的侵袭性。

2. 绒毛膜癌：绒毛膜癌是一种高度恶性的滋养细胞肿瘤，特点是滋养细胞失去原来的绒毛或葡萄胎结构，浸润入子宫肌层，并可转移至全身其他部位。

3. 胎盘部位滋养细胞肿瘤：起源于胎盘部位的滋养细胞，通常发生在妊娠后期或产后。它具有局部侵袭性，但转移率相对较低。

4. 上皮样滋养细胞肿瘤：是一种罕见的滋养细胞肿瘤，细胞形态类似上皮细胞，具有较低的侵袭性和转移率。

妊娠滋养细胞肿瘤的诊断和治疗需要综合考虑病理类型、临床表现和预后评分。根据国际妇产科联盟（International Federation of Gynecology and Obstetrics，FIGO）的预后评分系统，低危妊娠滋养细胞肿瘤（LR-GTN）通常预后较好，而高危病例则需要更积极的治疗。

参考文献

[1] 钟兰，尹如铁. 妊娠滋养细胞肿瘤化疗毒副反应及处理 [J]. 中国癌症防治杂志，2020，12 (2)：144-148.

[2] 王璟, 庞义存, 赵向寨, 等. 妊娠滋养细胞肿瘤 78 例化疗的疗效 [J]. 中国老年学杂志, 2014 (9): 2537-2538.

[3] 李维华, 吕腾, 安姝靖, 等. 整体护理对妊娠滋养细胞肿瘤患者化疗不良反应的影响 [J]. 齐鲁护理杂志, 2012, 18 (36): 37-38.

[4] 范秀玲, 李红霞, 魏秀英, 等. 妊娠滋养细胞肿瘤病人化疗的护理 [J]. 护理研究, 2005, 19 (15): 1359-1360.

第十一章　肿瘤放化疗护理查房精要

病例 1　肿瘤化疗

一、病史汇报

现病史：患者女性，48 岁。因"确诊卵巢癌 3$^+$ 年，末次化疗后近 3 周"入院。3$^+$ 年前患者无明显诱因出现腹胀伴腹痛，于外院住院治疗，腹水病理学检查提示查见少许散在腺癌细胞，免疫组化结果提示源于女性生殖系统可能性大，排除相关禁忌证后，予白蛋白紫杉醇＋卡铂化疗 4 周期。化疗后复查 CT 提示脾门低密度灶，肝肾隐窝、直肠子宫陷凹、直肠表面种植灶较前缩小，盆腔积液减少，右侧髂总静脉充盈缺损灶范围较前缩小，腹主动脉旁淋巴结变小。患者接受手术治疗，全麻下行经腹子宫次广泛切除术、双侧输卵管卵巢切除术、盆腔淋巴结清扫术、腹主动脉旁淋巴结清扫术、肠粘连松解术、双侧输尿管粘连松解术、肿瘤细胞减灭术、阑尾切除术、大网膜切除术。术后病理学检查诊断为卵巢高级别浆液性腺癌。术后排除相关禁忌证后，予白蛋白紫杉醇＋卡铂化疗 5 周期。化疗后复查 CT 提示腹主动脉、双侧髂血管旁、闭孔区未见淋巴结增大，脾内缘小低密度影较前缩小。患者病情好转出院，此后规律复查。3 个月前患者于我院复诊，CT 提示肝肾隐窝、双侧结肠旁沟多发结节灶，脾内结节灶，多为肿瘤转移。对比旧片，腹腔内转移灶为新增，盆腔新增少量积液。考虑卵巢癌第一次复发。排除相关禁忌证后，行 3 周期白蛋白紫杉醇＋卡铂＋贝伐珠单抗治疗，化疗过程顺利。现患者为继续化疗，以"卵巢癌"收入住院。

既往史：患者平素健康状况一般，无高血压、糖尿病、冠心病等病史，无病毒性肝炎、结核或其他传染病史，无外伤史。11 年前行宫颈息肉切除术。3 年前全麻下行经腹子宫次广泛切除术、双侧输卵管卵巢切除术，术中有输血。无过敏史，预防接种史不详。

婚育史：已婚，顺产次数 2，流产次数 0，剖宫产次数 0，宫外孕次数 0。

辅助检查：CT 提示右肺中叶及右肺下叶少许磨玻璃结节影；双肺散在少许纤维灶；脾实质内无强化低密度影，考虑囊肿可能；临床提示卵巢癌术后，子宫缺如，目前局部未见确切复发征象；右侧附件区囊性灶，考虑附件囊肿。血红蛋白 107g/L，D-二聚体 0.65μg/mL、凝血酶原时间 14.1 秒、磷酸肌酸激酶 28U/L。

专科查体：PICC 位于右上肢，固定在位，无红肿渗液。疼痛评分 5 分，血栓评分 5 分（高风险）。

入院诊断：卵巢高级别浆液性腺癌ⅢC期术后第一次复发；卵巢附件囊肿；脾囊肿；肺结节。

病程摘要：入院当天完善相关检查，给予二级护理，普食。第2天行白蛋白紫杉醇＋卡铂，联合贝伐珠单抗靶向治疗。第3天给予补液治疗，患者出现头痛、便秘、恶心、呕吐、入睡困难等症状，均予对症处理。第4天患者化疗结束，一般情况良好，予以出院。

二、护理查房要点

（一）护理问题

1. 疼痛：与化疗不良反应有关。
2. 便秘：与化疗不良反应有关。
3. 睡眠障碍：与化疗不良反应有关。
4. 恶心、呕吐：与化疗不良反应有关。
5. 潜在并发症：血栓形成。
6. 知识缺乏：与患者缺乏疾病及化疗相关知识、自我照护知识不足有关。

（二）护理目标

1. 治疗疾病，促进健康。
2. 减少化疗不良反应
3. 患者学会自我照护，未发生并发症。
4. 患者了解疾病及化疗相关知识。

（三）护理措施

1. 疼痛管理：指导患者使用转移注意力的方法缓解疼痛，如读书、观看节目、与人交流等。必要时规范使用三阶梯镇痛药，并观察药物不良反应及镇痛效果。

2. 饮食护理：指导患者饮食温热、营养均衡、少食多餐。宜选择益气安神的食物，饮食应清淡可口，忌食浓茶、咖啡等兴奋性饮料。化疗期间宜食促进消化、健脾开胃、补益气血的食物，如萝卜、香菇、陈皮、菠菜、桂圆、金针菇等，禁食辛辣及油炸食物。

3. 生活护理：保持病房温湿度适宜，环境干净整洁，每天通风换气。

4. 睡眠护理：指导患者使用耳塞、眼罩等减少外界声光刺激；睡前温水泡脚，水温40℃～50℃。必要时请中医科会诊，给予双耳按摩助眠。

5. 恶心、呕吐的管理：观察患者呕吐物的量、色、性状，及时记录并报告医生。必要时遵医嘱给予盐酸甲氧氯普胺肌内注射、盐酸雷莫司琼注射液静脉输注。呕吐次数多影响食欲时，可给予补液治疗，并请中医科会诊，进行穴位敷贴及穴位按摩。

6. 预防便秘：指导患者每天保持1500～2000mL饮水量。必要时遵医嘱给予乳果糖、双歧杆菌治疗便秘。教会患者顺时针揉腹部，促进肠道运动，每次按摩 10～15 分钟。

7. 预防静脉血栓形成：指导患者做 PICC 功能锻炼操，适当下床活动、多饮水。指导患者做踝泵运动，每次 50 次，每天 6 次。使用弹力袜、气压治疗等物理预防措施。

8. 教会患者自我护理。

（1）指导患者保持生活环境清洁，经常开窗通风，保证房间的温度及湿度适宜。

（2）指导患者注意个人卫生，出门戴口罩。

（3）告知患者可能出现的化疗不良反应，如出现症状及时就诊。

（4）中医专科护士教会患者穴位按摩（内关、合谷、天枢、足三里等）。

（5）指导患者适量运动（如散步、太极），注意劳逸结合。

（6）指导患者做力所能及的家务，如扫地、叠衣服、煮饭等，增强自我价值认同感。

（7）指导患者定期按时维护 PICC，每周复查血常规、肝功能，动态监测药物不良反应，并按计划门诊随访。

三、病例讨论

问题：患者上肢安置有 PICC，可能并发导管相关性血栓，请问应该怎样处理？

1. 当怀疑有血栓形成，如肢体红肿热痛，首选静脉超声检查确诊；对于发生肿胀时间小于 2 周的急性期患者，给予肢体保暖、抬高并制动，禁止自行按摩及冷热敷，给予心理护理。

2. 遵医嘱给予 25% 或 50% 硫酸镁溶液湿敷，每天 3 次，每次 20～30 分钟；或局部以六合丹外敷，每天 2 次。

3. 遵医嘱使用依诺肝素钠（克赛）皮下注射，出院后可以改为口服华法林。指导患者定期复查血管彩超及凝血功能，观察血栓转归情况。

4. 抗凝剂使用 2 周后，遵医嘱确定是否拔管。

5. 注意观察患者自觉症状，如疼痛、肿胀、麻木等；肢体情况，如皮肤颜色、皮肤温度等，并做好记录。

6. PICC 的处理。

（1）上肢肿胀时间短于 2 周，血栓处于急性期，不建议拔管，此时拔管易引起血栓急性脱落。

（2）PICC 周边组织存在静脉炎症，建议待炎症消退控制后尽早拔管。

（3）对于上肢肿胀时间超过 2 周的患者，拔管后血栓脱落风险较急性期低。

（4）若导管内血流通畅、位置正确，无合并感染，且治疗需要这条导管通路、血栓已过急性期，则可以保留 PICC 导管，反之则拔管。留管期间密切观察临床症状，若症状继续加重则需拔管，并复查超声等相关检查。

四、疾病重点知识

（一）化疗的分类

1. 根治性化疗：某些对化疗药物敏感的癌症，如白血病和淋巴瘤、绒毛膜上皮癌和生殖细胞恶性肿瘤等，通过化疗就有可能治愈。这种以治愈癌症为目的的化疗称为根治性化疗。

2. 姑息性化疗：大部分晚期癌症患者，癌细胞已经广泛转移，在现阶段医疗技术水平下已经不可能治愈，化疗的主要目的是控制癌症发展以延长患者生命，或者通过化疗提高患者的生活质量。这种化疗就称为姑息性化疗。

3. 术后辅助化疗：癌症病灶虽然已经通过手术切除，但手术前就有可能发生临床检测不到的潜在转移，或者有少量癌细胞脱落在手术切口周围，可通过化疗杀灭这些残余的癌细胞，以达到预防癌症复发和转移的目的。

4. 术前化疗（新辅助化疗）：术前化疗可以使病灶缩小，方便手术切除，或者使部分失去手术机会的患者在病灶缩小后获得手术机会，同时还可以杀灭潜在的转移病灶，降低复发转移的可能。

5. 腔内化疗：通过体腔内给药（如腹腔和胸腔内给药），使体腔内局部暂时维持较高的药物浓度，达到提高局部疗效的目的。

（二）静脉化疗时的注意事项

1. 药液要现配现用，剂量、浓度及使用方法要准确无误，配制时要注意药物的色泽及透明度，根据药物说明需要避光的要避免阳光照射，以免影响药效。

2. 保护血管以备长期用药，尽量选择中心静脉置管（PICC、输液港等），操作时应先用生理盐水建立静脉通路，再输注化疗药物。输液过程中严密观察穿刺部位皮肤情况。

3. 化疗药物输注完毕后要用生理盐水冲洗血管，以减轻局部刺激，针头要妥善固定，严禁化疗药液漏于皮下，以免引起局部肿胀疼痛，甚至组织坏死。

4. 一旦发现化疗药物渗出血管外，应立即停止输液并吸出针头内残留液体后更换输液部位，根据不同的化疗药物局部给予冷敷或热敷24～72小时，抬高患肢48小时且避免局部受压。严重者按医嘱进行局部处理。

5. 静脉穿刺要稳、准、轻、快，事先做好穿刺局部的准备（按摩、保暖等），力求穿刺成功。

6. 输液过程中要加强巡视，观察患者有无化疗不良反应，发现异常及时向医生汇报，对症治疗和护理。

参考文献

[1] 肖丽娟. 中医综合护理对卵巢癌化疗患者营养状况、癌因性疲乏及心理状态的影响 [J]. 当代护

士（下旬刊），2022，29（6）：80-83.

［2］杨小晗，王君. 中医辨证施护结合叙事护理在卵巢癌中应用价值及对患者应对方式的影响［J］. 中医药临床杂志，2022，34（12）：2389-2393.

［3］陈思，王艳华，鲍利红. 功能锻炼操对肿瘤患者 PICC 相关静脉血栓形成的预防效果［J］. 当代护士（上旬刊），2021，28（7）：110-112.

［4］严小琴，汪娅，谢云慧，黄小琴. 宫颈癌术后化疗护理中舒适护理的应用效果［J］. 实用妇科内分泌电子杂志，2024，11（14）：90-92.

［5］叶成芳，郑晶. 化疗护理流程对肿瘤化疗患者睡眠质量的影响［J］. 世界睡眠医学杂志，2022，9（9）：1742-1744.

病例 2 肿瘤放疗

一、病史汇报

现病史：患者女性，60 岁。因"确诊宫颈低分化鳞状细胞癌 3 个月"入院。3 个月前患者因绝经后阴道流血于当地医院就诊，外院病理学检查示宫颈组织考虑上皮性恶性肿瘤，HPV-58+、HPV-66+。我院行病理会诊，提示<宫颈组织>活检标本查见低分化鳞状细胞癌。IHC：P16 弥漫+、Ck5/6+、P63+、P40+、Ck8+、Ck18+、Syn-、CD56-、CgA-、Ki-67 阳性率约 80%。现为行放疗来我科入院治疗。患者平素月经规律，50 岁绝经，身高 165cm、体重 60kg，近期精神状态尚可，睡眠尚可，食欲一般，大小便正常，体重无明显变化。

既往史：一般情况良好，无病毒性肝炎、结核等传染病史，无过敏史、外伤史、手术史、输血史，无其他特殊病史。

婚育史：已婚。顺产次数 2，流产次数 4，剖宫产次数 0，宫外孕次数 0。

专科查体：外阴未见异常。阴道通畅、无充血。宫颈萎缩，有菜花样结节，大小 2cm×3cm。宫体前位，正常大小，活动，质中，无压痛。双附件软、无压痛。三合诊扪及左侧宫旁稍增厚，双侧腹股沟未扪及明显肿大淋巴结。

辅助检查：血常规示血红蛋白 130g/L、血小板计数 $163×10^9$/L、白细胞计数 4.9×10^9/L、中性粒细胞绝对值 $3.22×10^9$/L。生化检查示丙氨酸氨基转移酶 16U/L、天冬氨酸氨基转移酶 18U/L、肌酐 $46\mu mol$/L、空腹血糖 5.40mmol/L、鳞状细胞癌相关抗原 16.00ng/mL。凝血功能、大小便常规未见明显异常。中腹部及盆腔 MRI 普通扫描+增强扫描示：宫颈正位，宫颈间质环不完整，左侧宫旁受侵可能，宫腔略扩张；阴道穹隆变浅，阴道壁未见确切增厚；左侧闭孔淋巴结增大，提示转移，腹主动脉旁、右侧闭孔区、双侧腹股沟未见增大淋巴结；双附件未见占位；盆腔腹膜稍昏暗，盆腔未见积液；膀胱和直肠未见异常；双侧输尿管未见扩张，双肾囊肿；腹主动脉走行迂曲。

入院诊断：宫颈低-中分化鳞状细胞癌ⅢC1p 期。

病程摘要：患者神志清楚，表情自如，呈慢性病病容，发育正常，营养良好，自主体位，步态正常。患者已完善放疗前检查，无明显放疗禁忌证，与患者及其家属沟通放疗必要性及放疗风险，患者及其家属同意放疗并签署知情同意书，已完成复位，建议行放疗。计划行盆腔外照射 28 次，外照射放疗计划见表 13-1。

表 13-1　患者外照射放疗计划

照射部位	关系	照射体积	总剂量（cGy）	分割次数	单次剂量（cGy）
PCTV 子宫宫颈阴道等	≥	95%	50.4	28	180
PCTV 宫旁	≥	95%	56	28	200
PGTV 盆腔淋巴结	≥	95%	61.6	28	220
PGTV 左盆腔淋巴结局部推量	≥	95%	64.4	28	230
PCTV 盆腔淋巴结引流区	≥	95%	50.4	28	180

患者顺利完成放疗，其间出现照射野皮肤发红、恶心、呕吐等症状，无腹痛、腹泻，阴道无流血。完成本周期放疗后，予以出院。

二、护理查房要点

（一）护理问题

1. 皮肤黏膜受损：与放疗不良反应有关。
2. 恶心、呕吐：与放疗不良反应有关。
3. 潜在并发症：放射性直肠炎、放射性膀胱炎。
4. 知识缺乏：缺乏疾病、放疗相关知识。

（二）护理目标

1. 治疗疾病，促进健康。
2. 减轻放疗不良反应。
3. 未发生并发症，或发生后获得及时处理。
4. 患者了解疾病及放疗相关知识。

（三）护理措施

1. 皮肤护理：指导患者穿着棉质、宽松、柔软、吸水性强的衣物，清洁时用软毛巾蘸温水轻轻沾洗，禁用肥皂、沐浴露或热水擦洗，保持皮肤干燥，尤其是颈部、腋下、乳房下、腹股沟、会阴部，禁用酒精、碘酒、胶布、凡士林，禁止冷热敷，禁止搔抓、撕皮。指导患者勤洗手、勤剪指甲，可以局部涂抹保护剂三乙醇胺乳膏（比亚芬）。如患者发生干性皮肤反应，以保护性措施为主，涂抹三乙醇胺乳膏、补充维生素。如患者发生湿性皮肤反应，以暴露疗法为主，局部换药，喷涂重组人表皮生长因子外用溶液（金因肽）。

2. 胃肠道护理：指导患者卧床休息，多饮水，以利于代谢物的排泄。患者可少食多餐，放疗引起食欲减退者可口服维生素 B_6 及助消化、开胃药，也可食用山楂等。如患者呕吐严重，可肌注甲氧氯普胺，若效果不佳，可考虑输液和停止放疗。

3. 预防并发症。

（1）放射性直肠炎：饮食宜清淡、易消化，少刺激性食物，避免产气食物。建议低纤维、低脂、高热量、高蛋白质饮食，可限制乳糖摄入。嘱患者多饮水，每天 3000mL以上。充足的水分可以促进肠道运动，减少机械性刺激。保持大便通畅，注意保持肛门及会阴部的清洁干燥，便后用温水清洗肛门及周围皮肤，勤换内衣裤，预防感染。若在放疗后出现胃肠道反应，应及时向医生反馈，并遵医嘱尽早实施预防性干预。

（2）放射性膀胱炎：多饮水，保证每天 2000～3000mL。指导患者在行放疗前多饮水保留小便，照射时使膀胱处于充盈状态，以减少放疗对小肠及膀胱的损伤。洗澡时尽量选择淋浴而非坐浴，避免发生感染。建议患者不要穿过紧的衣物，注意休息，根据自身情况进行适度的运动，避免过度劳累。

4. 健康教育：告知患者放疗的基本知识、相关操作，取得患者配合。放疗结束后，可用酒精擦掉照射野标记，但切记勿用力擦洗，以免损伤皮肤。开始放疗后 1 周进行阴道冲洗（自行），并进行相应的功能锻炼和自我护理。放疗结束后持续阴道冲洗 1～2年。日常生活有规律，保持心情愉悦，加强锻炼，注意休息，增加营养。随时观察局部及全身反应消退的情况，如有不适及时到医院就诊。按要求定期复查。

三、病例讨论

问题：患者在放疗期间，护士应对患者做怎样的指导？

请您每次放疗前排空直肠，并饮入 300mL 温水保持膀胱适当充盈，这样有助于提高治疗精确性和治疗效果。为保证治疗的准确性，请您每次治疗时按治疗师要求穿着薄款上衣。治疗过程中，治疗师通过监视器和对讲机可随时关注您在机房内的情况，如有任何不适，请大声告诉治疗师。如有必要，治疗师会中断治疗进入机房为您及时处理。放疗期间需每 3 天查 1 次血常规，并将检验结果拿给医生看。如有其他异常请及时告知医生，以便您的放疗能顺利进行。

请你保护好照射野皮肤，做好以下几点：

1. 放疗期间切勿洗掉照射标记，如发现有褪色情况，应通知医生补划，保持照射野界限清楚。

2. 保持皮肤清洁干燥，避免摩擦、搔抓、撕皮、风吹、日晒，勿做热敷、冰敷与理疗。穿宽松棉质内衣，不能穿紧身衣裤，防止损伤皮肤引起感染。

3. 禁贴胶布，勿用酒精、碘酒等刺激性药物，不用肥皂、凡士林，不用热烫水洗，可用温水软毛巾轻轻擦洗。

4. 放疗后局部皮肤可涂擦皮肤黏膜保护剂。如果出现照射野皮肤溃烂及疼痛、脱皮等皮肤放射反应时，请报告医护人员，请不要用手搔抓，也不要自行处理。

5. 请您注意保暖，预防受凉感冒，以免中断治疗或引起并发症。如果出现严重湿性皮炎或其他放疗部位疼痛、呼吸困难、饮水呛咳、严重腹泻等不良反应时，应暂停放疗，密切观察并处理。

四、疾病重点知识

放疗是使用特定能量和性质的射线照射肿瘤，以抑制和杀灭肿瘤细胞的一种治疗方法。其治疗模式有根治性放疗、姑息性放疗，以及作为综合治疗的一部分。根治性放疗在一些肿瘤治疗中获得较为满意的疗效，如对宫颈癌、内膜癌、外阴癌、阴道癌等。放疗会导致一些并发症，严重者可能导致放疗中断、影响患者的治疗依从性。宫颈癌放疗常见并发症及其处理如下。

（一）皮肤毒性反应

1. 皮肤毒性反应的分级和表现。根据美国放射肿瘤协作组（RTOG）急性放射反应评价标准，将急性皮肤毒性反应分为Ⅳ级（见表13-2）。

表13-2 放疗急性皮肤毒性反应分级

分级	表现
0级	无变化
Ⅰ级	轻微红斑，轻度皮肤干性反应
Ⅱ级	散在红斑，因皮肤皱襞而导致的皮肤湿性反应或中度水肿
Ⅲ级	融合的皮肤湿性反应，凹陷性水肿，直径>1.5cm
Ⅳ级	皮肤破溃、坏死或出血

2. 预防措施。

（1）建议患者穿柔软宽松、吸湿性强的纯棉内衣。

（2）保持照射野皮肤清洁干燥，特别是多汗区皮肤，如腹股沟、外阴等处。放疗期间可以洗澡，照射野区域皮肤可用温水软毛巾清洗，禁用碱性强的肥皂、粗糙的毛巾搓洗；局部不可涂乙醇、碘酒以及其他对皮肤有刺激性的药物、化妆品。

（3）照射野局部用药后，宜充分暴露，切勿覆盖或包扎。避免冷、热刺激，不可使用冰袋和暖水袋等。冬季外出注意防寒保暖，夏季避免长时间暴露在强烈日光下。

（4）避免照射野皮肤损伤。切勿粘贴胶布，剃毛发时宜用电动剃须刀。皮肤出现脱皮或结痂时，忌用手撕剥，以免损伤皮肤增加感染风险而导致伤口不愈合。

（5）接受放疗范围内的毛发会有脱落，通常在治疗开始1~2周后逐渐出现，多数为暂时性，一般治疗结束后毛发会逐渐生长出来。皮肤色素沉着不必进行特殊处理，放疗结束后逐渐恢复。

3. 处理措施。

（1）Ⅰ级：局部外用薄荷淀粉、氢地油等药物，可起到清凉止痒作用，芦荟软膏可以使皮肤湿润舒适。勿用手抓挠，可造成皮肤损伤。减少局部皮肤摩擦刺激，保护照射野皮肤清洁干燥。

（2）Ⅱ级：局部外用氢地油、金因肽或湿润烫伤膏等，可减轻局部炎症反应、促进皮肤愈合。照射野皮肤充分暴露，切勿覆盖或包扎。避免外伤和感染。

（3）Ⅲ级：当皮肤湿性反应面积较大、患者出现发热等全身中毒症状时，密切观察皮肤局部反应，积极对症处理，预防感染，调整全身营养状况，促进损伤皮肤修复。疼痛较重的患者遵医嘱使用镇痛药缓解症状，注意观察用药效果和反应。必要时可暂停放疗，避免损害继续加重。

（4）Ⅳ级：停止放疗，积极对症处理，预防感染，加强营养支持，促进损伤修复。临床少见，应避免此类反应的发生。

（二）放射性直肠炎

放射性直肠炎指接受盆腔放疗的患者出现腹痛、腹泻、肛门坠胀、里急后重、黏液便或血便等临床表现，直肠镜检可见直肠黏膜充血、出血、糜烂、溃疡，未见宫颈癌直肠转移。一般分为急性和慢性直肠炎两大类型。急性直肠炎多发生在放疗期间，尤以腔内放疗后多见，短期内直肠黏膜充血水肿、肠痉挛和肠蠕动增加等；慢性（迟发性）放射性直肠炎指放疗结束后 3 个月开始由放射线引起的直肠黏膜损伤，多发生在放疗后 6～12 个月，病程易反复、迁延。

1. 临床表现。腹泻、排黏液便、排便紧迫感、里急后重，少数情况下可出现出血。急性和慢性直肠炎症状相似，但慢性直肠炎出血往往更严重。此外，可能会因肠道狭窄而出现排便梗阻症状，尤其是便秘，还可能出现直肠疼痛、排便紧迫感和罕见情况下的充溢性大便失禁；甚至出现肠梗阻或肠穿孔，需外科手术治疗。

2. 护理措施。

（1）病情观察：密切观察患者腹部疼痛的位置、时间及粪便的量和颜色。告知患者充分休息，保持温暖、预防感冒至关重要。

（2）饮食指导：患者应遵循饮食指导，选择少量易消化的食物，并偏向清淡口味。每天至少饮用 3000mL 水以促进尿液排出及身体排毒功能。

（3）灌肠护理：灌肠疗法是治疗放射性直肠炎的常见方法，它能有效缓解临床症状，并提高药物在受影响区域的浓度。保留时间与治疗效果成正比关系，因此建议患者尽量将液体保留至少 2 小时以上。

（4）肛周皮肤护理：患者因多次腹泻引起肛周区域发红、肿胀和刺痛，建议使用温和的纸巾进行清洁，并用温水冲洗。

（5）心理护理：建立良好的护患关系，积极倾听患者表述，提供放射性直肠炎原因及护理干预指导，帮助患者树立战胜疾病的信心。

（三）放射性膀胱炎

放射性膀胱炎是盆腔恶性肿瘤放疗后的一种常见并发症，在盆腔肿瘤及宫颈癌患者的放疗中，放射性膀胱炎的发生率为 2.48%～5.60%。放射性膀胱炎的发生与放射剂量和持续时间密切相关。放射性膀胱炎的发病时间差异较大，临床上可分为急性和慢性两种类型，急性膀胱炎可出现于放疗后 4～6 周，慢性膀胱炎好发于放疗结束 3 个月后，甚至放疗后 10 余年。如果不及时治疗，容易出现诸多并发症，因此早发现、早治疗、加强护理尤为重要。

1. 临床表现。可将其分 3 度。①轻度：出现尿痛、尿急、尿频症状，行膀胱镜检查时可发现黏膜充血水肿；②中度：反复发作的毛细血管扩张性血尿，甚至出现黏膜溃疡；③重度：形成膀胱-阴道瘘。

2. 护理措施。

（1）病情观察：观察患者排尿情况，每次尿液的颜色、量及排尿的次数，每次漏尿的颜色、量及次数。如排尿困难超过 4 小时需导尿，严重者停止放疗。体温>38℃并伴有腹痛时，应怀疑并发盆腔炎。

（2）饮食护理：宜进食高热量、高优质蛋白质、高维生素及低脂肪食物，每天液体入量维持在 3000mL 以上，尿量维持在 3000mL 以上（不少于 100mL/h），以稀释尿液，促进大量有害物质排出体外，减轻全身的放疗反应。也可多食用含水量丰富的新鲜水果，如苹果、西瓜、水蜜桃等，预防电解质的丢失，同时能够补充机体修复所需的多种维生素。

（3）膀胱功能锻炼：可在每次排尿前保持站立不动，收缩盆底肌，直至紧迫感消失后放松，逐渐增加时间 10~15 分钟。这样做的目的是渐进性地增加膀胱的容量，减少如厕次数。

（4）膀胱冲洗：冲洗法是一种比较常用的治疗放射性膀胱炎的方法，是通过导尿管灌注一些止血、镇痛等药物，以达到止血、减轻膀胱黏膜水肿、促使病变创面愈合的目的。

（5）肛周皮肤护理：由于患者常出现尿液外溢甚至尿痛的情况，会阴部及肛周的皮肤容易受到潮湿的刺激，应保持会阴部及肛周皮肤的清洁干燥，应勤翻身、勤清洗阴部及肛周皮肤、勤更换贴身衣物。可用 38~40℃温开水或者 1:5000 的高锰酸钾溶液坐浴，每天 2~3 次，每次坐浴 15~20 分钟，以促进肛周皮肤血液循环，减轻疼痛。

（6）心理护理：建立良好的护患关系，积极倾听患者表述，提供放射性膀胱炎相关健康指导，使患者树立战胜疾病的信心。

参考文献

[1] 段然，张蒨. 妇科恶性肿瘤放射治疗的护理及相关健康教育 [J]. 护理实践与研究，2010，7（1）：111-112.

[2] 胡丹丹. 临床护理路径在宫颈癌放疗护理中的应用 [J]. 河南医学高等专科学校学报，2023，35（2）：187-189.

[3] 中华医学会肠外肠内营养学分会，中国抗癌协会肿瘤营养专业委员会，周福祥，等. 放疗患者的营养治疗指南（2024 版）[J]. 肿瘤代谢与营养电子杂志，2024，11（5）：629-637.

[4] 赵慧玲. 宫颈癌放疗后并发放射性直肠炎的护理进展 [J]. 护理研究，2013，27（14）：1291-1293.

[5] 侯睿，岳延涛，王彬，等. 癌症患者放射性直肠炎预防和管理的最佳证据总结 [J]. 上海护理，2022，22（4）：11-16.

[6] 王伟平，张福泉，袁双虎. 放射性膀胱损伤的预防与治疗临床实践指南 [J]. 中华肿瘤防治杂志，2023，30（4）：187-193.

[7] 杨洁，黄定凤，张玲. 放射性膀胱炎的护理研究进展 [J]. 全科护理，2019，17（36）：4530-4532.

第十二章　生殖内分泌疾病查房精要

病例 1 多囊卵巢综合征

一、病史汇报

现病史：患者女性，26 岁。因"月经周期不规律 2 年"入院。患者近 2 年来无明显诱因出现月经周期延长，周期 35~60 天，经期 5~7 天，经量时多时少，色暗红，偶有血块。曾自行服用乌鸡白凤丸等调理月经药物，效果不佳。近 1 年备孕，未采取避孕措施，但一直未孕。患者自发病以来，精神、饮食尚可，睡眠正常，二便无异常，体重近 2 年增加约 10kg。

既往史：一般情况良好，无病毒性肝炎、结核或其他传染病史，无过敏史。无高血压、糖尿病、心脏病等慢性疾病史，无手术、外伤史，无遗传性疾病史。

婚育史：顺产次数 0，流产次数 0，剖宫产次数 0，宫外孕次数 0。

体格检查：身高 160cm，体重 75kg，BMI 29.3kg/m² （超重）。面部可见少量痤疮，多分布于额头及脸颊；双侧颈部可见黑棘皮征，皮肤颜色加深，呈天鹅绒样增厚；乳房发育正常，无溢乳。

辅助检查：超声示子宫大小形态正常，肌层回声均匀，内膜厚约 8mm。双侧卵巢呈多囊样改变，卵巢体积增大，包膜回声增强，轮廓较光滑，一侧卵巢内可见 12 个以上直径 2~9mm 的小卵泡，沿卵巢边缘呈车轮状排列，卵巢间质回声增强。睾酮 65ng/dL，处于正常高值；雌二醇正常；黄体生成素 12mIU/mL；卵泡刺激素 5mIU/mL；催乳素正常；孕酮正常。葡萄糖耐量试验正常。空腹胰岛素正常；餐后 1 小时胰岛素 80μIU/mL，餐后 2 小时胰岛素 60μIU/mL。总胆固醇、甘油三酯、低密度脂蛋白胆固醇升高。

专科查体：外阴发育正常，已婚未产式；阴道通畅，分泌物量中等，色白，无异味；宫颈光滑；子宫前位，大小正常，质地中等，活动度好，无压痛；双附件区未触及明显包块及压痛。

入院诊断：多囊卵巢综合征；肥胖症；胰岛素抵抗；高脂血症。

出院诊断：多囊卵巢综合征；肥胖症；胰岛素抵抗；高脂血症。

病程摘要：给予炔雌醇环丙孕酮（达英－35）、二甲双胍、阿托伐他汀钙片等药物治疗，并指导饮食、运动及作息调整。入院 7 天后予以出院。指导患者出院后定期随访，调整用药方案。

二、护理查房要点

（一）护理问题

1. 舒适度的改变：与药物不良反应引起的胃肠道不适有关。
2. 知识缺乏：与缺乏疾病相关知识有关。
3. 焦虑：与长期月经不规律及不孕，担心疾病难以治愈、影响生育有关。
4. 营养失调：高于机体需要量，与高热量饮食、运动量少导致体重超重有关。
5. 有感染的危险：与高雄激素导致皮肤痤疮，皮肤屏障功能受损有关。

（二）护理目标

1. 缓解不适症状。
2. 患者充分了解多囊卵巢综合征的病因、症状、治疗方法及预后，熟悉生活方式调整的具体内容，主动配合治疗与护理。
3. 患者焦虑情绪减轻。
4. 患者营养状况改善。
5. 降低感染风险。

（三）护理措施

1. 胃肠道反应的护理：建议患者在餐中或餐后服用二甲双胍，以减轻胃肠道反应。若症状严重，及时告知医生，考虑调整药物剂量或更换药物。密切观察患者不适症状的变化，做好记录，为后续治疗提供参考。
2. 健康教育：定期举办疾病知识讲座，发放宣传手册，详细讲解多囊卵巢综合征的相关知识。针对患者的治疗方案，为其解释药物作用、服用方法、注意事项及可能出现的不良反应。指导患者如何进行饮食控制、运动锻炼及保持规律作息，提高患者的自我管理能力。
3. 心理护理：主动与患者沟通，耐心倾听其内心感受，了解其焦虑根源，给予针对性心理疏导。向患者及其家属介绍成功治疗案例，增强患者战胜疾病的信心。鼓励患者与家人、朋友交流，寻求情感支持，必要时请心理医生介入。
4. 营养干预指导：为患者制订个性化饮食计划，计算每天所需热量，明确各类食物摄入量。指导患者选择低糖、高纤维、优质蛋白质食物，如蔬菜、水果、全谷物、瘦肉、鱼类、豆类等。
5. 预防感染：指导患者保持皮肤清洁，使用温和洁面产品，避免挤压痤疮。若痤疮严重，遵医嘱使用外用药物治疗。定期检查皮肤状况，若出现红肿、疼痛、化脓等感染迹象，及时处理。

三、病例讨论

问题：此患者如果发生药物漏服，应如何应对？

炔雌醇环丙孕酮漏服时间在 12 小时内：立即补服 1 片，然后按照正常时间服用下一片，避孕效果通常不受影响。

炔雌醇环丙孕酮漏服时间超过 12 小时：立即补服 1 片，之后继续按常规时间服药。但可能会降低避孕效果，建议在接下来的 7 天内采取额外的避孕措施，如使用避孕套。

二甲双胍偶尔漏服：发现后尽快补服。若接近下一次服药时间，则无需补服，下次按正常剂量服用，无须加倍剂量，以免增加不良反应的风险。

二甲双胍经常漏服：应分析原因，可设置闹钟、使用药盒等提醒方式，帮助养成规律服药的习惯。

来曲唑等：一般每天服用一次，若漏服，发现后应尽快补服。如果已经接近下一次服药时间，可咨询医生是否需要补服。不同促排卵药物的用药时间和剂量要求严格，可能会影响促排卵效果和周期。

四、疾病重点知识

多囊卵巢综合征（polycystic ovary syndrome，PCOS）是全球常见的涉及妇产科、内分泌科、儿科、皮肤科、心血管科及老年科等科室的疾病，其具有多病因、表现异质性等特点，常见无排卵、月经稀发或闭经、不孕、肥胖、痤疮、体毛旺盛、皮肤颜色较重、慢性低度炎症和卵巢多囊改变，可伴随情绪焦虑抑郁、性功能障碍、进食障碍、子宫内膜病变或临床特征不明显的综合征。近年来，多囊卵巢综合征发病率呈上升趋势，严重影响育龄女性的生育能力，且与心血管疾病、老年糖尿病、子宫内膜病变等密切相关。

多囊卵巢综合征的特点是临床表型广泛、病因不明、发病机制复杂，其核心病因和主要内分泌特征是胰岛素抵抗（insulin resistance，IR）。作为一种低度慢性炎症性疾病，多囊卵巢综合征患者的炎症标志物，如肿瘤坏死因子-α（tumor necrosis factor，TNF-α）、C-反应蛋白（C-reactive protein，CRP）、白细胞介素-8（interleukin-8，IL-8）等水平升高，同时氧化循环标志物较正常人显著升高。

多囊卵巢综合征的病因和发病机制目前尚未明确，是内分泌代谢紊乱、遗传和环境相互作用的结果。高雄激素血症和胰岛素抵抗是多囊卵巢综合征发病的基础病理生理学改变，二者相互作用加重患者的临床表现。家族聚集性和双胞胎的研究证实多囊卵巢综合征具有遗传倾向，且全基因组关联研究（genome-wide association studies，GWAS）已经确定部分多囊卵巢综合征的风险位点和候选基因。不健康的生活习惯和环境、内分泌干扰物在多囊卵巢综合征的进展中也发挥着重要作用，同时肠道菌群也参与多囊卵巢综合征的发病过程。

目前，对于多囊卵巢综合征的治疗主要是对症治疗，如改善胰岛素抵抗、减少机体炎症及抗氧化应激等。

参考文献

［1］孙桂臻，逄杰. 多囊卵巢综合征非药物疗法的研究进展［J］. 中国实用乡村医生杂志，2024，31（8）：41－43.

［2］马梅香，冯亚宏. 多囊卵巢综合征的发病机制及中药防治研究进展［J］. 山西中医药大学学报，2024，25（3）：343－348.

［3］葛亚杰，徐文，关诗敏，等. 多囊卵巢综合征病因及其发病机制的研究进展［J］. 吉林大学学报（医学版），2024，50（1）：288－294.

病例 2　功能失调性子宫出血

一、病史汇报

现病史：患者女性，16 岁。因"阴道不规则流血 1 个月，加重伴头晕 3 天"入院。患者 1 个月前无明显诱因出现阴道流血，量时多时少，色暗红，无血块，无腹痛、发热等不适，未予重视。近 3 天来，阴道流血量明显增多，多于平素月经量 2 倍，伴有头晕、乏力，活动后加重，无恶心、呕吐、晕厥等。发病以来，患者精神欠佳，食欲减退，睡眠尚可，大小便正常，体重无明显变化。

既往史：既往体健，无重大疾病史，无手术外伤史。无过敏史。无遗传性疾病、传染性疾病史。

婚育史：顺产次数 0，流产次数 0，剖宫产次数 0，宫外孕次数 0。

体格检查：神志清楚，精神萎靡，面色苍白，贫血貌。其余无异常。

辅助检查：超声示子宫大小约 5.0cm×4.0cm×3.5cm，形态规则，肌层回声均匀，内膜厚约 1.2cm，回声不均。双侧卵巢大小形态正常，未见明显异常回声。性激素六项大致正常，凝血功能正常，血常规示血红蛋白 60g/L，中度贫血。

专科查体：外阴发育正常，未婚未产式。处女膜完整。直肠－腹部检查示子宫前位，正常大小，质地中等，活动度好，无压痛。双附件区未触及明显包块及压痛。

入院诊断：子宫异常出血；中度贫血。

出院诊断：功能失调性子宫出血；轻度贫血。

病程摘要：遵医嘱给予戊酸雌二醇 4mg，每 6 小时 1 次口服；氨甲环酸 1.0g 静脉滴注；口服维生素 C；静脉滴注蔗糖铁。同时给予吸氧、心电监护，密切观察生命体征。向患者告知卧床休息及加强营养的重要性。入院第 3 天患者阴道流血量较前减少，头晕、乏力症状稍有缓解。复查血常规，血红蛋白较入院时无明显变化。继续给予戊酸雌二醇及氨甲环酸、维生素 C 治疗。按计划进行静脉滴注蔗糖铁。入院第 5 天患者阴道流血基本停止，无头晕、乏力等不适。复查血常规示血红蛋白升至 70g/L。戊酸雌二醇减量至 2mg，每 6 小时 1 次口服，继续巩固治疗。入院第 7 天患者一般情况良好，无阴道流血。复查血常规示血红蛋白 80g/L。入院第 8 天戊酸雌二醇改为维持量 1mg，每天 1 次口服，继续服用至血止后 21 天。继续观察患者病情变化。入院第 10 天患者无不适主诉，复查血常规示血红蛋白 90g/L。患者病情稳定，予以出院。

二、护理查房要点

（一）护理问题

1. 组织灌注量改变：与阴道大量流血导致血容量减少、贫血相关。
2. 营养失调：低于机体需要量，与长期阴道流血致贫血有关。
3. 有感染的危险：与阴道不规则流血有关。
4. 焦虑：与担忧阴道流血影响身体健康有关。
5. 知识缺乏：对功能失调性子宫出血的认识不足。

（二）护理目标

1. 改善组织灌注。
2. 纠正营养失衡。
3. 预防感染发生。
4. 缓解患者焦虑。
5. 提升患者知识水平。

（三）护理措施

1. 病情监测：每 2 小时测量 1 次体温、脉搏、呼吸、血压并记录，重点关注血压和心率变化，若出现血压进行性下降、心率加快等休克早期表现，及时通知医生。使用专用会阴垫，准确记录每小时阴道流血量、颜色及有无血块，及时发现阴道大量出血情况，为医生调整治疗方案提供依据。

2. 体位护理：协助患者取平卧位，下肢略抬高，以增加回心血量，改善重要脏器的血液灌注。

3. 营养支持：评估患者的饮食习惯、食欲及营养状况。鼓励患者多摄入高蛋白质食物，如瘦肉、鱼类、蛋类、豆类等，以促进机体恢复；增加富含铁的食物，如猪肝、红枣、菠菜等，提高铁的摄入量；多吃富含维生素 C 的新鲜水果和蔬菜，如橙子、猕猴桃、西蓝花等，以促进铁的吸收。

4. 预防感染：指导患者每天用温水清洗会阴部，勤换内裤和卫生垫，保持会阴部清洁干燥。进行妇科检查、阴道填塞等操作时，严格遵守无菌操作原则，防止医源性感染。密切观察患者体温变化，每天测量 4 次体温，若体温超过 38℃，及时通知医生。观察阴道分泌物的量、颜色、气味及有无腹痛等症状，若发现异常，提示可能存在感染，应协助医生进行相关检查和治疗。保证患者充足的休息和睡眠，适当进行室内活动，以增强机体抵抗力。

5. 心理护理：主动与患者沟通，耐心倾听其内心感受，了解其焦虑的原因，给予针对性的心理支持和安慰。向患者及其家属讲解功能失调性子宫出血的病因、治疗方法及预后，让患者了解疾病的可控性，增强其战胜疾病的信心。分享同类患者成功治疗的案例，让患者看到康复的希望，缓解其紧张和焦虑情绪。鼓励家属多陪伴患者，给予情感支持，让患者感受家庭的温暖和关爱。

6. 健康教育：向患者详细讲解功能失调性子宫出血的相关知识，包括病因、症状、治疗方法及可能出现的并发症等，提高患者对疾病的认识。向患者解释药物治疗的目的、方法、注意事项及可能出现的不良反应，强调按时按量服药的重要性，确保患者正确执行治疗方案。指导患者学会自我观察阴道流血情况，如出现阴道流血增多、腹痛加剧等异常情况，及时告知医护人员。同时，指导患者注意休息，避免剧烈运动和重体力劳动，保持良好的生活习惯。告知患者复诊的时间、地点及需要进行的检查项目，强调按时复诊的重要性，以便医生及时了解病情变化，调整治疗方案。

三、病例讨论

问题：如果此患者发生阴道大出血，应如何应对？

1. 患者绝对卧床休息，取平卧位或仰卧位。
2. 观察并记录患者的生命体征及意识状态，尤其要准确记录出血量。
3. 做好给氧、输液及输血准备。
4. 配合医生采取止血措施，做好手术止血准备，如刮宫术。

四、疾病重点知识

功能失调性子宫出血指由下丘脑－垂体－卵巢轴功能失常引起的，而非生殖器官器质性病灶或全身疾病引起的不正常子宫出血症，是常见的妇科疾病。其中85％为无排卵型功能失调性子宫出血。临床上普遍认为功能失调性子宫出血是由神经内分泌机制调节失常引起的。现代研究表明，功能失调性子宫出血的发生与激素调节下子宫内膜局部微环境发生改变，促使子宫内膜或肌层的局部调控异常有关，但无论何种因素的影响，最后都表现在子宫内膜出血和止血的异常。

青春期功能失调性子宫出血在临床中较为常见，多发生于初潮后12～24个月，可受环境、情绪、精神状态等因素的影响而突然发病，是当前青春期女性生殖系统疾病中发病率较高的疾病之一。

青春期功能失调性子宫出血发生后需及时采取有效的诊疗措施，通过治疗调节患者的身体状态，稳定患者体内激素水平，使经期保持规律，从而避免因出血过多引发贫血、水肿、头晕、心慌、失眠等症状。

参考文献

[1] 叶蕾. 青春期功血的诊治研究现状及进展 [J]. 母婴世界，2021 (4)：293－294.
[2] 宗秀芬. 功能失调性子宫出血发病机制的研究进展 [J]. 中国医药导报，2011，8 (15)：9－10.

病例 3 无排卵性异常子宫出血

一、病史汇报

现病史：患者女性，27 岁。因"阴道不规则出血 1$^+$ 月"入院。患者 1$^+$ 月前无明显诱因出现阴道出血，呈棕褐色，量少，持续约 20 天，情绪激动后阴道出血量增多，鲜红色，最多共打湿约 8 条安睡裤，持续约 1 周后逐渐减少，未重视及诊治。5 天前查血常规示血红蛋白 61g/L，遂予以止血、促宫缩等治疗后阴道出血明显减少。3 天前再次情绪激动后出现阴道出血增多，鲜红色，多于月经量，约打湿 4 条安睡裤。2 天前血常规示血红蛋白 58g/L，遂再次予以促宫缩、止血等治疗，并输 A 型血 1U。现患者诉阴道少许棕褐色分泌物，无阴道活动性出血。近 2$^+$ 年来体重增长 40kg。起病期间患者诉有头晕、胸闷心悸等不适，近 1 个月因工作压力较大，情绪波动大；无头痛，无恶心、呕吐，无腹痛、腹泻，无尿频、尿急，无肛门坠胀等不适。患者为求进一步治疗入院。

既往史：一般情况良好，2 年前诊断为胰岛素抵抗，无病毒性肝炎、结核或其他传染病史，无过敏史、外伤史、手术史。有输血史，无输血反应，无其他特殊病史。

婚育史：未婚，无性生活，顺产次数 0，流产次数 0，剖宫产次数 0，宫外孕次数 0。

辅助检查：子宫附件彩超示子宫前位，宫体前后径 5.0cm，内膜厚 0.2cm（单层），后壁肌壁增厚，回声欠均匀，未探及血流信号。右卵巢上查见囊性占位，大小 4.3cm×3.3cm×3.9cm，液体较清亮，未探及明显血流信号。子宫偏大（子宫腺肌病待排），右卵巢上囊性占位。血常规示血红蛋白 64g/L，其余未见异常。

专科查体：未婚未产式，外阴发育正常，见少许血迹。患者无性生活，未行双合诊。

入院诊断：无排卵性异常子宫出血；中度贫血；子宫腺肌病（?）；右侧卵巢囊性占位待诊；胰岛素抵抗；肥胖。

出院诊断：无排卵性异常子宫出血；轻度贫血；子宫腺肌病（?）；右侧卵巢囊性占位待诊；胰岛素抵抗；肥胖。

病程摘要：入院第 1 天复查血红蛋白 65g/L，阴道流血量共 3.5mL，给予口服屈螺酮炔雌醇、静脉输注抗生素预防感染、静脉输注蔗糖铁补铁治疗。入院第 2 天阴道流血量共计 0.5mL，其余生命体征正常，复查血红蛋白 66g/L。入院第 3 天患者因肥胖请营养科会诊指导合理减重，建议低升糖指数（GI）减重饮食，现阶段全天能量需求 1300～1400kcal，蛋白质 65～70g，制订个体化营养方案，治疗按计划进行。入院第 4 天复查血红蛋白 80g/L，复查直肠彩超示子宫前位，宫体大小 6.3cm×5.8cm×5.9cm，内膜厚 0.9cm（单层），内膜回声欠均匀；后壁肌壁间查见弱回声，大小 3.0cm×2.6cm×3.8，边界欠清，其内及周边探及血流信号；右卵巢上查见囊性占位，大小 3.1cm×1.9cm×2.7cm，囊液较清亮，囊壁探及血流信号。其上另见直径 2.0cm 黄体样回声。右卵巢旁紧贴右卵巢查见直径 1.8cm 囊性占位，囊壁光滑，囊液清亮，囊壁未探及血流信号，左附件区未见确切占位。提示子宫腺肌病（？），宫内膜回声欠均匀，右卵巢上囊性占位，右卵巢旁紧贴右卵巢囊性占位。建议患者手术治疗，患者拒绝手术，继续给予药物保守治疗，当天出院。

二、护理查房要点

（一）护理问题

1. 存在组织灌注量改变的风险：与阴道不规则大量出血有关。
2. 活动无耐力：与中度贫血使血液携氧能力下降，全身组织器官缺氧有关。
3. 营养失调：低于机体需要量，与长期失血导致铁等造血原料丢失有关。
4. 营养失调：高于机体需要量，与胰岛素抵抗和肥胖有关。
5. 知识缺乏：对功血、中度贫血、胰岛素抵抗及肥胖的发病机制、治疗方法、自我护理知识了解不足。
5. 焦虑：与长期的疾病困扰、月经异常及对疾病预后的担忧有关。

（二）护理目标

1. 未发生休克，生命体征平稳，阴道出血得到有效控制，血容量维持正常。
2. 患者活动耐力逐渐增强，能完成日常基本活动，疲劳感减轻。
3. 患者营养状况得到改善，贫血症状缓解，体重逐渐向正常范围调整，胰岛素抵抗得到一定程度的改善。
4. 患者能正确描述疾病相关知识，掌握自我护理方法，积极配合治疗和护理。
5. 患者焦虑情绪减轻，能以积极的心态面对疾病，主动参与治疗和康复过程。

（三）护理措施

1. 病情观察与出血管理：密切监测生命体征，每 4 小时测量一次体温、脉搏、呼吸、血压，如有异常及时报告医生。观察并记录阴道出血的量、颜色、性状和持续时间，使用专用的会阴垫进行称重，准确评估出血量。遵医嘱给予止血、补血等药物治疗，观察药物疗效和不良反应。必要时协助医生进行刮宫等手术止血。
2. 活动与休息指导：根据患者贫血程度制订个性化的活动计划。轻度贫血患者可适当进行室内活动，如散步、做简单的伸展运动；中度贫血患者以卧床休息为主，可在床上进行肢体活动，避免突然改变体位，防止因头晕而跌倒。保证患者充足的睡眠，创造安静、舒适的休息环境，减少探视，避免干扰。
3. 营养护理：针对贫血，指导患者增加富含铁、蛋白质和维生素的食物摄入，如瘦肉、蛋类、豆类、绿叶蔬菜、水果等，必要时遵医嘱补充铁剂和维生素 C。针对胰岛素抵抗和肥胖，制订合理的饮食计划，控制总热量摄入，减少碳水化合物和脂肪的比例，增加膳食纤维的摄入，如全麦面包、燕麦、蔬菜等。定时定量进餐，避免暴饮暴食。

4. 知识教育：采用多种方式，如宣传手册、图片、视频等，向患者讲解功血、中度贫血、胰岛素抵抗及肥胖的相关知识，包括疾病的病因、症状、治疗方法和预后。指导患者正确用药，告知药物的名称、剂量、用法、作用及不良反应。教会患者自我监测病情，如观察阴道出血情况、体重变化等，定期复查血常规、血糖、胰岛素等指标。

5. 心理护理：主动与患者沟通，了解其心理状态和需求，耐心倾听患者的诉说，给予心理支持和安慰。鼓励患者与家属进行沟通及表达。

三、病例讨论

问题：如果此患者发生药物漏服，应如何应对？

1. 雌激素漏服：如戊酸雌二醇等，若漏服时间在 12 小时内，应立即补服，之后按原计划继续服药。若漏服超过 12 小时，补服后可能会出现突破性出血等情况，需根据出血量决定，少量出血可继续服药并密切观察，出血较多则应咨询医生，可能需要调整剂量或停药。

2. 孕激素漏服：如地屈孕酮等，漏服时间在 12 小时内同样立即补服。超过 12 小时，若剩余药物剂量较多，可补服后按原计划服用；若接近服药周期末尾，也可考虑停药，让月经来潮，但需先咨询医生意见。

3. 复方短效口服避孕药漏服：是常用的调整月经周期药物，若漏服 1 片且在 12 小时内，补服后可不影响避孕效果，继续按常规服用。若漏服超过 12 小时或漏服 2 片及以上，除补服外，还需在接下来的 7 天内采取额外的避孕措施，如使用避孕套等。

4. 止血药物漏服：如氨甲环酸等，漏服后若时间不长可尽快补服。如果接近下次服药时间，则无需补服，按正常剂量下次服用即可，一般不会对止血效果产生太大影响。

5. 调节月经周期的中成药漏服：如乌鸡白凤丸等，偶尔漏服 1 次，若发现时间不超过 12 小时可补服，超过则无需补服，下次按时按量服用。长期或频繁漏服可能影响疗效，需加强观察月经情况，必要时调整用药或进一步检查。

处理药物漏服后，要密切观察出血情况、有无腹痛等异常症状。若出现阴道大量出血、严重腹痛或其他不适，应及时就医。

四、疾病重点知识

正常月经的周期、持续时间和经量表现为明显规律性和自限性。当机体受内部和外界的各种因素，如精神紧张、营养不良、代谢紊乱、慢性疾病、环境或气候骤变、饮食紊乱、过度运动、酗酒及药物等影响时，可通过大脑皮质和中枢神经系统，引起下丘脑

－垂体－卵巢轴功能调节或靶器官效应异常而导致月经失调。

无排卵性异常子宫出血常见于青春期、绝经过渡期，育龄女性也可发生。在青春期，下丘脑－垂体－卵巢轴激素间的反馈调节尚未成熟，大脑中枢对雌激素的正反馈作用存在缺陷，下丘脑和垂体、卵巢间尚未建立稳定的周期性调节，卵泡刺激素呈持续低水平，无促排卵性黄体生成素峰形成，卵巢虽有卵泡生长，但卵泡发育到一定程度即发生退行性变，形成闭锁卵泡，无排卵发生。在绝经过渡期，卵巢功能不断衰退，卵泡近于耗尽，剩余卵泡往往对垂体促性腺激素的反应低下，故雌激素分泌量锐减，以致促性腺激素水平升高、卵泡刺激素常比黄体生成素更高，不形成排卵期前黄体生成素高峰，故不排卵。育龄女性有时因应激、肥胖或多囊卵巢综合征等各种原因引起的无排卵，均可导致子宫内膜受单一雌激素作用，从而引起雌激素突破性出血。

雌激素突破性出血有两种类型：①雌激素缓慢累积维持在阈值水平，可发生间断性少量出血，内膜修复缓慢，出血时间长；②雌激素累积维持在较高水平，子宫内膜持续增厚，但因无孕激素作用，脆弱脱落而局部修复困难，临床表现为少量出血淋漓不断或一段时间闭经后的大量出血。

无排卵性异常子宫出血的一种出血机制是雌激素撤退性出血，即在单一雌激素的持久刺激下，子宫内膜持续增生。此时，若有一批卵泡闭锁，或由于大量雌激素对卵泡刺激素的负反馈作用，使雌激素水平突然下降，内膜因失去雌激素支持而剥脱，其表现与外源性雌激素撤药所引起的出血相似。

第十三章　计划生育查房精要

病例 1　输卵管积水

一、病史汇报

现病史：患者女性，34 岁。因"发现输卵管病变 4 年"入院。患者 4 年前外院行 DR 检查提示左侧输卵管炎改变，平素无腹痛、腹胀等不适，月经规律，未行特殊处理。现因患者有生育需求，入院行进一步治疗。

既往史：一般情况良好，无病毒性肝炎、结核或其他传染病史。1 年前诊断糖尿病，目前口服达格列净片 10mg 每天 2 次、二甲双胍缓释片 1mg 每天 2 次，自诉血糖控制可。2020 年自然流产 1 次，未行清宫术；无过敏史，无外伤史，无手术史。

婚育史：顺产次数 0，流产次数 1，剖宫产次数 0，宫外孕次数 0。

辅助检查：DR 检查示子宫腔左侧后倾，右侧宫角及宫腔右侧部分因宫腔扭曲未见充盈显示或未见完全充盈显示，宫底及左侧边缘尚光滑，左侧输卵管扭曲、上举，显影至伞部，左侧输卵管壶腹部、伞部均见不同程度积水、扩张伴阻塞。左侧输卵管壁毛糙，周围可见部分间质渗出，输卵管炎改变。阴道彩超示子宫后位，宫体大小 3.2cm× 4.4cm×4.4cm，内膜居中，厚 0.3cm（单层），宫腔偏右近右宫角处内膜形态欠规则，内膜 A 型，内膜下、内膜内查见血流，肌壁回声均匀，未探及明显异常血流信号。左卵巢大小 3.4cm×1.0cm×1.2cm，查见多个卵泡（一个切面 11~12 个），最大直径 0.6cm；左卵巢旁查见大小 3.4cm×1.0cm×1.2cm 的长条形囊性占位，形态较规则，囊液较清亮，囊壁探及血流信号。右卵巢大小 3.9cm×2.3cm×2.5cm，查见多个卵泡（一个切面 7~8 个），直径 1.4cm 以上 1 个，大小 2.1cm×1.7cm×1.8cm。盆腔查见深约 1.2cm 的液性暗区。宫颈管呈线状分离，宫腔粘连待排，左卵巢旁囊性占位。实验室检查无异常。

专科查体：已婚未产式。外阴发育正常。阴道通畅，无畸形，黏膜色泽正常，分泌物多，白色稀糊样，无异味。宫颈不肥大，光滑，无接触性出血，宫颈管内无出血。宫体前位，形态大小正常，质中，表面光滑，无压痛。双附件未扪及异常。

入院诊断：右侧输卵管阻塞（？）；左侧输卵管积水（？）；宫腔粘连（？）；2 型糖尿病。

手术方式：因患者已婚未育，仍有生育要求，全麻下腹腔镜下行双侧输卵管修复整形术、左侧卵巢冠囊肿剥除术、肠粘连松解术，宫腔镜下宫腔粘连松解术，诊刮术。

术后诊断：双侧输卵管阻塞；左侧输卵管积水；左侧卵巢囊肿；肠粘连；盆腔炎；宫腔粘连；慢性子宫内膜炎；2型糖尿病。

病程摘要：术中失血量5mL，未输血，给予吸氧、心电监护、补液、抗感染等治疗。术后第1天：患者精神可，诉切口疼痛，疼痛评分5分，生命体征平稳，切口敷料清洁干燥，无渗血渗液，继续给予头孢美唑抗感染、补液等治疗，密切观察病情变化及切口情况。术后第2天：患者肛门排气，改为半流质饮食。术后第3天：复查血常规、C-反应蛋白基本正常，停用抗生素，予以出院。

二、护理查房要点

（一）护理问题

1. 疼痛：与手术创伤及术后恢复有关。
2. 知识缺乏：患者及家属对术后康复注意事项、疾病相关知识及糖尿病管理知识了解不足。
3. 自理能力缺陷：术后初期因身体不适及活动受限，影响日常生活自理。
4. 焦虑：与担心手术效果、疾病复发及糖尿病对康复的影响有关。
5. 营养失调：低于机体需要量，与术后饮食限制及机体康复需求增加有关。
6. 潜在并发症：出血、感染、下肢深静脉血栓形成、血糖异常波动等。

（二）护理目标

1. 患者疼痛缓解。
2. 出院前患者及其家属能正确复述术后康复注意事项、疾病相关知识及糖尿病自我管理要点。
3. 患者能在协助下完成洗漱、进食等基本日常生活活动，出院时能独立进行日常生活自理。
4. 患者焦虑情绪得到有效缓解，能积极配合治疗与护理。
5. 患者术后摄入足够营养，体重维持稳定，血清蛋白等营养指标在正常范围。
6. 住院期间未发生出血、感染、下肢深静脉血栓形成等严重并发症，血糖控制在合理范围。

（三）护理措施

1. 疼痛护理：定时采用数字分级评分法评估患者疼痛程度、性质、部位及持续时间。保持病房安静、舒适、光线适宜，利于患者休息。协助患者取舒适体位，如半卧位，以减轻腹部张力，缓解疼痛。遵医嘱给予镇痛药，观察用药效果及不良反应。可采用听音乐、聊天等分散注意力的方法缓解疼痛。
2. 健康教育：向患者及其家属讲解术后切口护理、活动注意事项、休息要求等康复知识。告知患者术后可能出现的正常生理现象及异常情况的应对方法；介绍输卵管阻塞、盆腔炎等疾病的病因、预防及复发的相关知识。指导患者正确监测血糖、注射胰岛素，讲解糖尿病饮食原则、运动方法及低血糖的预防和处理方法。

3. 生活护理：协助患者洗漱、进食、床上翻身等，满足患者基本生活需求。随着患者身体恢复，鼓励并指导患者逐步独立完成日常生活活动，如穿衣、如厕等，提高患者自理能力。

4. 心理护理：主动与患者沟通，了解其心理状态及担忧，给予心理支持与安慰。介绍类似疾病患者手术成功及康复的案例，增强患者康复信心。指导患者进行放松训练，如深呼吸、冥想等，缓解焦虑情绪。

5. 营养支持：根据患者病情及糖尿病饮食要求，制订个性化饮食计划。增加富含蛋白质、维生素、膳食纤维等营养物质的摄入，如瘦肉、鱼类、新鲜蔬菜水果等。控制碳水化合物及脂肪摄入，避免食用辛辣、油腻、刺激性食物。

6. 并发症的预防与护理：密切观察切口敷料有无渗血，阴道有无异常出血，引流液的颜色、量和性状。若发现异常，及时报告医生处理。保持切口清洁干燥，定期换药，严格遵守无菌操作原则。监测患者体温、血常规等指标，观察有无发热、伤口红肿热痛等感染迹象。遵医嘱合理使用抗生素。鼓励患者深呼吸、有效咳嗽，预防肺部感染。术后早期指导患者进行双下肢主动及被动活动，如踝泵运动，定时翻身。对于血栓形成高危患者，遵医嘱使用抗凝药物，并观察有无出血倾向。密切监测血糖变化，根据血糖值调整胰岛素或降糖药物剂量。指导患者合理饮食，避免摄入高糖食物。

三、病例讨论

问题：如果该患者发生感染，应如何应对？

1. 密切监测患者体温，每 4 小时测量 1 次，观察有无发热、寒战等症状。若患者出现发热，可根据体温情况遵医嘱给予退热药，并观察用药后的体温变化及出汗情况，及时为患者擦干汗液，更换衣物和床单，防止着凉。

2. 观察切口情况，包括有无红肿、渗液、疼痛加剧等，若发现切口敷料有渗液，及时更换并记录渗液的颜色、量和性状。

3. 观察阴道分泌物的情况，如颜色、气味、量等，若出现脓性、有异味的分泌物，可能提示感染。

4. 关注患者的生命体征，如心率、呼吸、血压等，若出现心率加快、呼吸急促、血压下降等，可能是感染加重引发全身性症状。

5. 严格遵循无菌操作原则进行切口换药，一般每天换药 1~2 次，保持切口清洁干燥。若切口出现感染，遵医嘱使用碘伏等消毒剂对切口进行消毒处理，必要时放置引流条，以促进渗液排出。

6. 妥善固定引流管，防止扭曲、受压和脱落，保持引流通畅。观察引流液的颜色、量和性状，准确记录引流量，若引流液的量突然增多或减少、颜色异常，及时报告医生。按照规定时间更换引流装置，一般每天更换 1 次，严格遵守无菌操作。

7. 遵医嘱准确及时给予抗生素治疗，注意观察药物的不良反应，如过敏反应、胃肠道反应等。

8. 提供营养丰富、易消化的饮食，增加蛋白质、维生素等营养物质的摄入，以增强患者免疫力，促进感染恢复。

四、疾病重点知识

不孕症指与同一性伴侣正常性生活 12 个月及以上未避孕而未孕者。据统计，全球约 8%～12% 的育龄女性患有不孕症，我国约有 10%～12% 的育龄女性患有不孕症，女性因素约占 50%，其中输卵管性不孕是最常见的病因。

输卵管病变的检查方法首选经阴道三维超声造影容积重建术（3D-HyCoSy），经济条件允许的可首选经阴道四维超声造影容积重建术（4D-HyCoSy）。3D-HyCoSy 是近年来迅速发展的超声造影技术，将超声造影剂经置入宫腔的导管，注入宫腔及双侧输卵管管腔，运用腔内三维探头实时动态显示子宫腔和输卵管腔的形态、位置，发现宫腔和输卵管内病变、畸形及评估输卵管通畅性的一种检查方法。该检查技术快速、安全，输卵管的许多问题一目了然。目前已在国内外生殖领域得到广泛应用，并逐渐成为不孕症重要检查方法之一。

输卵管性不孕的治疗方案需个体化、多元化、综合化设计。根据输卵管的病变部位及病因，选择输卵管通液术、宫腹腔联合探查术或体外授精（in vitro fertilization, IVF）、宫腔内人工授精（intrauterine insemination, IUI）。

参考文献
郑雪慧，刘国艳. 输卵管性不孕症的诊治现状 ［J］. 武警医学，2022，33（3）：264-269.

病例 2 子宫内膜异位症

一、病史汇报

现病史：患者女性，36 岁。因"体检发现右附件囊性占位 5⁺ 年"入院。患者平素月经规律，5⁺ 年前发现右附件囊性占位，大小 2~3cm，口服中成药治疗 1~2 疗程后自行停药（具体不详）。4 年前超声示右卵巢巧克力囊肿，因囊肿较小，患者无腹胀、腹痛、月经异常等不适，未做特殊处理。2 个月前复查超声示双侧卵巢巧克力样囊肿。为求进一步治疗，患者入院。

既往史：5⁺ 年前诊断为"主支气管狭窄"。7⁺ 年前诊断为"肺结核"，经过治疗已痊愈。无过敏史、外伤史、手术史，无其他特殊病史。

婚育史：孕次 0，产次 0，流产次数 0，宫外孕次数 0。

辅助检查：阴道彩超示子宫后位，宫体大小 3.4cm×4.2cm×4.0cm，内膜居中，厚 0.35cm（单层），宫腔内查见多个稍强回声，较大直径 0.6cm，边界清楚，未探及血流信号；肌壁回声均匀，未探及明显异常血流信号。左卵巢上查见直径 2.0cm 囊性占位，囊内充满细弱点状回声，囊壁未探及血流信号。右附件区查见大小 11.3cm×7.6cm×9.6cm 分隔状囊性占位，部分囊内充满细弱点状回声，囊壁未探及血流信号。

专科查体：已婚未产式。外阴发育正常。阴道通畅，无畸形，黏膜色泽正常，分泌物多，白色稀糊样，无异味。宫颈不肥大，光滑，无接触性出血，宫颈管内无出血。宫体大小正常，质中，表面光滑，无压痛。左附件增厚，无压痛；右附件扪及 8⁺ cm 包块，无压痛，欠活动。

入院诊断：双附件区囊性占位（卵巢巧克力样囊肿？）；宫腔内稍强回声（内膜息肉？）。

手术方式：腹腔镜下右侧卵巢囊肿剥除术，右侧卵巢冠囊肿剥除术，盆腔粘连松解术，子宫内膜异位病灶电灼术，宫腔镜子宫内膜息肉切除术。

术后诊断：右侧卵巢子宫内膜样囊肿；右侧卵巢冠囊肿；子宫内膜息肉；盆腔子宫内膜异位症（Ⅳ度重型）；盆腔粘连。

病程摘要：术中发现右侧卵巢可见 1 个直径 10cm 的囊肿，探查双侧骶韧带可见散在蓝紫色火焰状以及白色内膜异位病灶，最大病灶直径约 0.7cm。手术失血 10mL，未输血，给予吸氧、心电监护、补液、抗感染等治疗。术后第 1 天：患者出入量正常，切口敷料干燥，无渗血、渗液，肛门已排气，继续抗感染治疗。术后第 2 天：患者生命体征平稳，精神可，无高热、腹痛、阴道异常流血，予以出院。

二、护理查房要点

(一) 护理问题

1. 疼痛: 与盆腔子宫内膜异位症、右卵巢子宫内膜样囊肿等引发的慢性盆腔痛、痛经有关。

2. 潜在并发症: 卵巢囊肿破裂、卵巢囊肿蒂扭转、异常子宫出血、感染等。

3. 知识缺乏: 对自身多种疾病的发病机制、治疗手段、康复过程及护理要点缺乏足够的认知。

4. 焦虑: 与病情复杂,担心治疗效果、疾病对生育功能的影响,以及疾病可能带来的经济负担等有关。

5. 活动无耐力: 与盆腔粘连、疼痛等因素限制了活动能力,长期疾病困扰使患者身体虚弱有关。

(二) 护理目标

1. 患者疼痛症状明显减轻,能够掌握有效的疼痛缓解方法,保证良好的睡眠和生活质量。

2. 患者住院期间未发生严重的并发症,或者在并发症发生的早期就能被及时发现并得到妥善处理。

3. 患者能准确描述疾病相关知识和自我护理方法,积极主动配合治疗与护理工作。

4. 患者焦虑情绪得到有效缓解,以乐观、积极的心态面对疾病和治疗。

5. 患者活动耐力逐步提升,能够完成基本的日常活动,身体功能逐渐恢复。

(三) 护理措施

1. 疼痛护理: 采用数字分级评分法或面部表情分级评分法,定时评估患者疼痛程度、性质、部位及持续时间,详细记录并及时汇报给医生。指导患者通过放松训练、深呼吸、听音乐、冥想等方式分散注意力,缓解疼痛。必要时,遵医嘱合理使用镇痛药,观察药物疗效及不良反应。

2. 病情监测与并发症预防: 观察患者腹痛情况,如腹痛突然加剧,伴有恶心、呕吐等症状,警惕囊肿破裂或囊肿蒂扭转的可能,及时安排进一步检查。留意阴道出血情况,记录出血量、颜色和性状,如出现大量出血,及时报告医生并配合处理。保持病房环境清洁,指导患者注意个人卫生,尤其是会阴部清洁,预防感染。

3. 健康教育: 采用图文并茂的宣传资料、多媒体演示等方式,向患者详细讲解疾病的相关知识,包括病因、症状、治疗方法和预后等。针对手术治疗的患者,告知手术前后的注意事项、可能出现的不适及应对方法。指导患者康复期间的自我护理要点,如饮食调整、适当运动、定期复查等。

4. 心理护理: 主动与患者沟通交流,耐心倾听患者的担忧和顾虑,给予充分的理解和安慰。向患者介绍成功治疗的案例，增强其战胜疾病的信心。鼓励患者家属多陪伴、关心患者，给予情感支持。

5. 活动指导：根据患者的身体状况和活动耐力，制订个性化的活动计划。从简单的床边活动开始，逐渐增加活动量和活动范围。活动过程中，密切观察患者的反应，如有不适，立即停止活动并休息。

三、疾病重点知识

育龄期是子宫内膜异位症的高发阶段，其中 76％发生于 25～45 岁女性，与子宫内膜异位症是激素依赖性疾病的特点相符。有报道绝经后用激素补充治疗的女性也有发病。近年来，子宫内膜异位症的发病率呈明显上升趋势，与剖宫产率增高、人工流产与宫腹腔镜操作增多有关，在慢性盆腔疼痛及痛经患者中，子宫内膜异位症的发病率为 20％～90％。25％～35％不孕患者与子宫内膜异位症有关，妇科手术中有 5％～15％患者被发现患有子宫内膜异位症。

子宫内膜异位症的病因存在种植学说、体腔上皮化生学说、诱导学说。子宫内膜异位症的基本病理变化为异位子宫内膜随卵巢激素变化而发生周期性出血，导致周围纤维组织增生和囊肿、粘连形成，在病变区出现紫褐色斑点或小泡，最终发展为大小不等的紫褐色实质性结节或包块。

病例 3 手术流产

一、病史汇报

现病史：患者女性，38 岁。因"停经 20$^+$ 周，要求终止妊娠"入院。患者既往月经规律，1$^+$ 月前查尿妊娠试验阳性，近 4$^+$ 月阴道不规则流血，量少于月经量，自以为系月经。患者于外院就诊，予口服药物处理（具体不详），诉服药后无好转。后于外院行彩超示考虑凶险性前置胎盘可能，因系计划外妊娠，患者与家属商议后决定终止妊娠。核实孕周为 22^{+6} 周，无其他不适，为终止妊娠入院。

既往史：一般情况良好，10$^+$ 年前于外院行安环术，10$^+$ 月前于外院行取环术，具体不详。10$^+$ 年前孕 40$^+$ 天因计划外妊娠于外院行人流术。15$^+$ 年前于外院行剖宫产术，娩出一女婴。无病毒性肝炎、结核或其他传染病史，无过敏史等。

婚育史：孕次 3，产次 1，顺产次数 0，流产次数 1，剖宫产次数 1，宫外孕次数 0，葡萄胎次数 0。

辅助检查：阴道彩超示胎盘下缘完全覆盖宫颈内口。部分胎盘后间隙与子宫前壁下段分界不清，胎盘前置状态（疑合并部分胎盘植入，请结合临床及 MRI 检查）。胎儿及宫腔彩超检查示胎盘附着于子宫前壁及后壁，子宫壁厚 2.9cm，胎盘覆盖宫颈内口，部分胎盘后间隙与子宫前壁下段分界不清，该处探及丰富血流信号。孕妇子宫前壁下段肌层最薄处厚约 0.2cm；宫内单活胎，胎盘前置状态（疑合并部分胎盘植入，请结合临床及 MRI 检查）。血常规示血红蛋白 113g/L、血小板计数 157×10^9/L、白细胞计数 13.4×10^9/L、中性粒细胞绝对值 10.87×10^9/L。胎盘 MRI 扫描示胎盘前置状态（中央型），胎盘大部分位于子宫左侧壁，部分位于子宫前后壁，胎盘下缘完全覆盖宫颈内口，胎盘部分覆盖子宫前下壁切口瘢痕区，符合凶险型前置胎盘状态；子宫前下壁局部肌层与胎盘分界不清，部分底蜕膜连续性中段，考虑胎盘植入：子宫左前肌壁间血肿？肌瘤变性？子宫左侧壁及前后壁血管增多、增粗；宫颈管未见缩短、扩张；膀胱后壁和子宫前下壁脂肪间隙局部模糊，提示膀胱粘连可能，膀胱和直肠壁未见异常。

专科查体：已婚未产式。外阴发育正常。阴道通畅，无畸形，黏膜色泽正常，分泌物多，白色稀糊样，无异味。宫颈外口可见一大小约 1.5cm 息肉样赘生物。

入院诊断：凶险性前置胎盘（？）；胎盘植入（？）；宫颈息肉（？）；妊娠合并瘢痕子宫；22^{+6} 周宫内孕单活胎。

手术方式：子宫体部横切口剖宫取胎术（双切口）、宫颈内口提拉缝合术、双侧子宫动脉上行支结扎术、子宫修补术、双侧输卵管结扎术、肠粘连松解术。

术后诊断：凶险性前置胎盘；胎盘粘连伴植入；妊娠合并瘢痕子宫；肠粘连；双侧输卵管结扎术后（绝育）；中度贫血；选择性剖宫取胎；23^{+3} 周宫内孕剖宫取胎术后。

病程摘要：患者入院第二天行双侧子宫动脉栓塞术，予心电监护、抗生素预防感染，生命体征平稳，无腹痛，无阴道流血，下肢皮温皮色正常，能扪及足背动脉搏动。患者入院第三天行剖宫产取胎术，取出一死胎，外观未见明显异常，术中见胎盘附着于子宫前壁，与宫壁致密粘连伴植入，下缘完全覆盖宫颈内口，清理下段粘连植入胎盘组织，术中出血约 800mL，未输血，予抗生素抗感染、促宫缩等治疗。术后第 1 天患者双乳不涨，出入量正常，敷料清洁干燥，肛门未排气，子宫收缩好，复查血常规示血红蛋白 97g/L，其余未见异常。术后第 2 天患者生命体征平稳，恶露适中，肛门已排气，阴道出血 43mL，继续予缩宫素促子宫收缩。术后第 3 天复查血常规示血红蛋白 84g/L，予输注蔗糖铁治疗，并皮下注射肝素钠预防血栓。术后第 4 天患者一般情况良好，予以出院。

二、护理查房要点

（一）护理问题

1. 有出血风险：与凶险性前置胎盘、胎盘粘连伴植入及手术创伤有关。

2. 有感染风险：因多次宫腔手术史、剖宫取胎术后，机体抵抗力下降，手术创口存在引发感染的可能。

3. 疼痛：与手术创伤及可能的子宫收缩有关。

4. 营养失调：低于机体需要量，与中度贫血有关。

5. 焦虑恐惧：患者对自身状况担忧，对手术及预后存在恐惧心理。

6. 潜在并发症：如肠梗阻等，与肠粘连有关。

（二）护理目标

1. 患者出血得到及时发现和控制，未出现严重出血并发症。

2. 患者住院期间无感染发生，体温正常，切口及宫腔无感染迹象。

3. 患者疼痛得到有效缓解，能保持舒适状态。

4. 患者营养状况改善，血红蛋白水平有所上升。

5. 患者焦虑恐惧情绪减轻，能积极配合治疗和护理。

6. 患者未出现肠梗阻等并发症，或并发症得到及时发现和处理。

（三）护理措施

1. 出血的护理：密切观察生命体征，阴道流血量、颜色及性状，记录出入量，备好急救药品和器材，必要时配合医生进行止血等治疗。

2. 预防感染：严格执行无菌操作，加强切口及会阴部护理，保持清洁干燥，遵医嘱使用抗生素，监测体温及血常规变化。

3. 疼痛的护理：评估疼痛程度、性质和时间，为患者提供舒适体位、指导放松技巧，必要时遵医嘱使用镇痛药。

4. 营养支持：给予高热量、高蛋白质、富含铁剂和维生素的食物，必要时遵医嘱输血或补充铁剂等营养物质。

5. 心理护理：主动与患者沟通，倾听其感受，介绍治疗方案和成功案例，增强其信心，缓解不良情绪。

6. 并发症观察：密切观察患者有无腹痛、腹胀、恶心、呕吐、肛门停止排气排便等肠梗阻症状，如有异常及时报告医生处理。

三、病例讨论

问题：此患者如发生肠梗阻，我们如何应对？

1. 一般护理。立即让患者禁食禁水，以减少胃肠道内容物的继续增加，减轻胃肠道负担，避免梗阻症状进一步加重。协助医生进行胃肠减压插管操作，保持胃管通畅，观察并记录引流液的颜色、量和性状，通过吸出胃肠道内的气体和液体，缓解腹胀、腹痛等症状。取半卧位，有利于膈肌下降，减轻腹胀对呼吸和循环系统的影响，同时使腹腔内渗出液流向盆腔，有利于局限炎症和减轻中毒症状。

2. 病情观察。密切观察患者的体温、脉搏、呼吸、血压等生命体征变化，每15～30分钟测量1次，及时发现可能出现的休克等严重并发症。定时观察患者腹痛、腹胀的程度和性质，注意有无压痛、反跳痛及腹肌紧张等腹膜炎体征，观察肠鸣音的变化，判断肠梗阻的进展情况。准确记录患者的呕吐量、胃肠减压引流量以及尿量等出入量，为补液治疗提供依据，维持水、电解质和酸碱平衡。

3. 治疗配合。遵医嘱给予患者静脉补液，根据出入量和血液生化检查结果，合理调整补液的种类和速度，维持患者体内的水、电解质及酸碱平衡。遵医嘱给予抗感染、解痉镇痛等药物治疗，观察药物的疗效及不良反应，如使用抗生素时注意有无过敏反应，使用解痉药时注意观察患者的口干、心悸等症状。若保守治疗无效，需做好手术前的各项准备工作，如协助患者完成各项检查，做好皮肤准备、肠道准备等，同时做好患者及家属的心理护理，解释手术的必要性和安全性，消除其紧张恐惧心理。

4. 基础护理与心理护理。由于患者禁食禁水，容易导致口腔干燥、细菌滋生，应每天进行口腔护理2～3次，保持口腔清洁，预防口腔感染。保持患者皮肤清洁干燥，定时协助患者翻身，防止压疮发生，对于留置胃管、导尿管等管道的患者，要做好管道周围皮肤的护理，防止发生皮肤破损和感染。关心安慰患者，主动向患者及家属解释肠梗阻的相关知识、治疗方法和预后，耐心解答疑问，增强患者对治疗的信心，使其积极配合治疗和护理。

四、疾病重点知识

子宫内膜受损是前置胎盘的主要诱发因素，患者子宫受到感染或多次刮宫、存在子宫瘢痕等均会增加前置胎盘的发生风险。近年来，随着性意识开放，因过早性生活、未婚先孕导致人工流产比例逐年攀升，部分女性年龄较小、经济条件差，再加上焦虑、恐慌等心理，选择非正规医院实施人工流产，容易导致术后生殖系统感染、子宫内膜炎症等，严重时会发生前置胎盘，威胁产妇生命。

研究发现，随着人工流产次数增加及末次人工流产与本次妊娠间隔时间缩短，前置胎盘发生率逐渐升高，这是因为人工流产对子宫内膜具有一定损害作用，且子宫需要较长时间修复，若在短时间内再次妊娠，子宫内膜修复不良、局部血液供应不足，会导致胎盘向子宫下段延伸，最终发展为前置胎盘。

参考文献

孟龙，何丽君，何卫东. 初孕人工流产与再孕前置胎盘发生的关系研究 [J]. 中国社区医师，2020，36（4）：34，36.

病例 4 药物流产

一、病史汇报

现病史：患者女性，29 岁。因"停经 7 周，发现胚胎停育 3 天"入院。患者平素月经规律，停经 30$^+$ 天彩超提示宫内早孕。无药物、毒物、射线等接触史。9 天前患者无明显诱因出现反复阴道流血，微腹胀，无明显腹痛、阴道流液等，现患者有少许褐色分泌物，B 超示未见确切胎心搏动，无阴道流液，无腹痛，无发热，为终止妊娠入院。

既往史：一般情况良好，无病毒性肝炎、结核或其他传染病史，无过敏史、外伤史。1 年前于外院因"胚胎停育"行清宫术，6 年前、4 年前因社会因素各行人工流产 1 次，无输血史，无特殊病史。

婚育史：孕次 4，产次 0，顺产次数 0，流产次数 3，剖宫产次数 0，葡萄胎次数 0。

辅助检查：阴道彩超示子宫前位，宫体大小 4.6cm×6.26cm×5.7cm，宫内孕囊 2.86cm×1.66cm×2.9cm，囊内查见长约 0.8cm 胎芽样稍强回声，未见确切胎心搏动，孕囊旁查见宽约 0.2cm 的液性暗区，肌壁回声均匀。双附件区未见确切占位。宫内早孕伴宫腔积液（疑胚胎停止发育）。血 hCG 119867.00mIU/mL、雌二醇 932.5pg/mL、孕酮 12.86ng/mL。

专科查体：已婚未产式。外阴发育正常。阴道通畅，无畸形，黏膜色泽正常，分泌物多，褐色样，无异味。宫颈不肥大，光滑，无接触性出血，宫颈管内无出血。宫体前位，孕 40$^+$ 天大小，质中，表面光滑，无压痛。双附件未扪及异常。

入院诊断：宫内早孕（胚胎停止发育？）。

手术方式：B 超监测下清宫术。

术后诊断：宫角妊娠；胚胎停止发育；宫腔粘连；不良妊娠史；胚胎停育清宫史。

病程摘要：入院当晚生命体征平稳，有少许褐色出血，余未诉不适，已顿服米非司酮 150mg 行杀胚治疗。术中当天失血量 30mL，术中未输血，见孕囊着床于子宫左侧宫角处，完整清除孕囊及绒毛组织共约 50g，给予缩宫素缩宫止血，术后当天生命体征平稳，子宫收缩好，阴道流血少。术后第 1 天无特殊，建议术后 7~10 天复查 hCG，予以出院。

二、护理查房要点

（一）护理问题

1. 疼痛：与手术操作及子宫收缩有关。

2. 出血：存在手术过程中或术后出血过多的风险。

3. 感染：手术可能导致生殖道感染，与手术操作的侵入性及术后机体抵抗力下降有关。

4. 焦虑：对手术流产的安全性、术后恢复及未来生育等问题存在担忧。

5. 知识缺乏：缺乏手术流产相关知识及术后康复知识。

（二）护理目标

1. 患者疼痛程度减轻，能耐受。

2. 患者手术过程中及术后出血得到有效控制，无出血性休克等并发症发生。

3. 患者住院期间及术后无感染发生，体温、血常规等指标正常。

4. 患者焦虑情绪缓解，能积极配合治疗和护理。

5. 患者能正确说出手术流产相关知识及术后注意事项。

（三）护理措施

1. 疼痛的护理：评估患者疼痛性质、程度等，指导患者放松技巧，如深呼吸等；必要时按医嘱给予镇痛药。

2. 出血护理：术中密切观察患者生命体征、阴道出血情况等；术后让患者卧床休息，观察阴道出血量及有无异常血块，发现出血过多等异常及时报告医生处理。

3. 感染护理：严格执行无菌操作；保持外阴清洁，指导患者勤换内裤和卫生垫；遵医嘱给予抗生素预防感染，观察体温及阴道分泌物情况。

4. 心理护理：主动与患者沟通，耐心倾听其担忧，介绍手术的安全性和必要性，提供成功案例，增强其信心。

5. 健康教育：向患者讲解手术流产的过程、可能的不适及应对方法。告知术后需保持外阴清洁，1个月内禁止性生活和盆浴。注意休息，加强营养，避免劳累，如有腹痛、发热、阴道出血增多等异常及时就诊。

三、病例讨论

问题：如果该患者发生感染，应如何应对？

1. 密切监测患者的体温、脉搏、呼吸和血压等生命体征，每4小时进行1次体温测量。若体温超过38℃，应增加测量频率，并注意是否有发热、寒战等感染加重的迹象。同时，观察患者是否出现腹痛，阴道分泌物的量、颜色、气味等异常情况。若分泌物呈脓性、有异味，或腹痛加剧，表明感染正在加重。在这种情况下，应立即记录并通知医生。

2. 确保患者获得充足的休息，并提供一个安静、舒适的病房环境，减少探视次数。

3. 在病情允许的情况下，鼓励患者适当下床活动，以促进血液循环和恶露排出，但需注意避免过度劳累。

4. 鼓励患者摄取富含蛋白质、维生素、热量且易于消化的食物，如鸡蛋、牛奶、新鲜蔬菜和水果，以增强机体抵抗力，促进身体恢复。

5. 保持会阴部清洁，每天使用温水或遵医嘱使用碘伏等消毒液清洗外阴 1～2 次，勤换内裤和卫生垫，避免盆浴以防止交叉感染。

6. 遵医嘱准确给予抗生素等抗感染药物，并注意观察药物的不良反应，如过敏反应、胃肠道不适等。

7. 对于发热患者，当体温低于 38.5℃时，可采用温水擦浴等物理降温方法；若体温超过 38.5℃，则应遵医嘱给予退热药，并及时补充水分以防脱水。

8. 向患者详细讲解药流术后的注意事项，包括保持外阴清洁、禁止性生活和盆浴 1 个月等，并指导患者如何正确观察阴道分泌物和出血情况。最后，告知患者复查的时间和重要性，一般建议在感染控制后约 1 周进行复查，以了解身体恢复情况，如有任何异常，应及时就医。

四、疾病重点知识

药物流产指口服药物终止早期妊娠。目前药物流产常联合应用米非司酮（Ru486）和前列腺素，前者使子宫蜕膜变性坏死、宫颈软化，使身体内的孕酮活力下降，从而引起流产；后者使子宫发生强烈收缩，促使胚胎排出。近年来这一组合已广泛应用于临床。

参考文献
姚友丽，李雪玲. 浅谈药物流产［J］. 世界最新医学信息文摘（电子版），2013（8）：230－230，231.

第十四章　妇科常见急腹症查房精要

病例 1　异位妊娠破裂出血

一、病史汇报

现病史：患者女性，35 岁。因"停经 6 周，下腹痛 10 天，阴道流血 2 天"入院。患者平素月经规律，经期 5～6 天，月经周期 28～30 天，经量中等，轻微痛经。患者有间断下腹痛，可忍受，无肛门坠胀感，无明显恶心、呕吐，无头晕、乏力感。

既往史：一般情况良好，无病毒性肝炎、结核或其他传染病史，无过敏史、外伤史。4 年前行 IVF－ET 术，顺利分娩一活婴。无输血史，无其他特殊病史。

婚育史：33 岁结婚，配偶体健，无离异、再婚、丧偶史。初次性生活年龄 20 岁，无婚外性伴侣。顺产次数 1，流产次数 1，剖宫产次数 0，宫外孕次数 0，葡萄胎次数 0，无计划生育措施。

专科查体：已婚已产式。外阴发育正常。阴道通畅，无畸形，黏膜色泽正常，少量血性分泌物，无异味。宫颈不肥大，光滑，无接触性出血，宫颈管内无出血，无明显举痛、摇摆痛。宫体后位，形态略饱满，质中，表面光滑，无压痛。右附件触及增厚，压痛阳性，无反跳痛及肌紧张。左附件未扪及异常。

辅助检查：子宫及双附件彩超示子宫后位，宫内未见确切孕囊，肌壁回声均匀，未探及明显异常血流信号。右卵巢旁查见大小 2.5cm×2.1cm×3.0cm 不均质稍强回声，内可见卵黄囊样回声，周边及其内探及血流信号。盆腔查见液性暗区，深约 3.4cm，内透声差，可见细弱点状回声及絮状回声。血 hCG＞5000mIU/mL。

入院诊断：异位妊娠（？）。

手术方式：全麻下多孔腹腔镜下右侧输卵管切除术、多孔腹腔镜下右侧卵巢囊肿剥除术。

术后诊断：右侧输卵管壶腹部妊娠破裂出血。

病程摘要：术中见盆腔内有暗红游离积血约 150mL。手术失血 20mL，右侧输卵管与右卵巢包裹粘连、迂曲，伞端致密粘连于右侧卵巢背面，表面血管丰富，右侧输卵管壶腹部近伞端增粗，大小约 3cm×2cm×2cm，表面见一长约 0.5cm 的破口，破口处可见妊娠物裸露，伴活动性出血。切除右侧输卵管后套袋取出，剖视其内见绒毛组织。左侧输卵管伞端与左卵巢膜状粘连，松解粘连后外观未见明显异常。左卵巢未见异常，术中安置引流管 1 根。术后生命体征平稳，给予一级护理、心电监护、术流饮食。术后第

1 天：患者一般情况可，引流淡血性负压引流量 30mL，阴道流血量 5mL。复查血常规示血红蛋白 106g/L，予口服多糖铁复合物治疗，hCG 2693mIU/mL，切口敷料干燥，肛门未排气，流质饮食，停一级护理、心电监护。术后第 2 天：引流淡血性液体，负压引流量 20mL，肛门已排气，半流饮食，腹部切口对合良好，无红肿、渗血、渗液，拔除引流管。术后第 3 天：患者生命体征平稳，予以出院。

二、护理查房要点

（一）护理问题

1. 疼痛：与异位妊娠破裂导致腹腔内出血有关。
2. 有感染的危险：与腹腔手术及术后贫血有关。
3. 焦虑：与担心手术、疾病预后等有关。
4. 知识缺乏：缺乏疾病、术后康复相关知识。
5. 潜在并发症：出血性休克。
6. 组织灌注量不足：与异位妊娠破裂导致出血有关。

（二）护理目标

1. 维持生命体征平稳。
2. 预防和处理潜在并发症。
3. 患者疼痛缓解。
4. 患者焦虑、恐惧情绪减轻。
5. 无感染等并发症发生。

（三）护理措施

1. 生命体征监测：密切观察患者的生命体征（包括血压、脉搏、呼吸等），并密切关注腹痛和阴道流血等情况。一旦发现异常，应立即通知医生。

2. 饮食护理：术后 6 小时禁食，之后可根据患者恢复情况逐步给予流质饮食，如温水、米汤等，随后过渡到半流质饮食、普食。饮食应清淡、易消化，富含蛋白质、维生素等，以促进切口愈合。

3. 切口护理：观察腹部切口有无渗血、渗液，确保伤口敷料保持清洁、干燥。若切口出现红肿、疼痛加剧等异常情况，需及时报告医生。

4. 引流管护理：确保引流管固定稳妥，避免扭曲或受压。观察并记录引流液的颜色、量和性状。

5. 疼痛护理：评估患者的疼痛程度，若疼痛较轻，可通过聊天、听音乐等方式帮助分散注意力；若疼痛较重，则按医嘱给予镇痛药物。

6. 休息与活动：指导患者合理安排休息与活动，避免进行剧烈运动。

7. 心理护理：主动与患者沟通，解释异位妊娠的相关知识、治疗方法和预后情况，帮助患者了解病情，缓解焦虑和恐惧。鼓励家属陪伴，为患者提供情感支持。

三、病例讨论

问题：异位妊娠破裂患者的入院后应急流程是怎样的？

（一）快速评估

1. 对患者进行生命体征监测，包括心率、血压、呼吸、体温等。
2. 病史询问：了解患者的停经史、腹痛、阴道流血等情况。
3. 体格检查：检查腹部压痛、反跳痛、宫颈举痛等情况。
4. 辅助检查：尿妊娠试验、血 hCG 测定。超声检查辅助诊断，必要时行阴道后穹隆穿刺或腹腔镜检查。

（二）应急流程

1. 严密监测患者生命体征（如体温、心率、血压、呼吸、血氧饱和度等），并严格做好记录。
2. 密切观察患者意识、皮肤黏膜颜色、体温、尿量等。
3. 清理呼吸道分泌物，给予氧气吸入，保持呼吸道通畅。
4. 休克卧位：患者头部抬高 15°、下肢抬高 20°，给予保暖。迅速建立两条以上静脉通道，快速输入晶体液和胶体液，如生理盐水、乳酸林格液等，以补充血容量、纠正休克。必要时进行输血治疗。
5. 遵医嘱予抽血、合血，留置导尿管，完善术前检查。
6. 多学科协作，立即通知妇科、麻醉科、手术室等，做好手术准备，立即行手术。
7. 心理护理：对患者及其家属进行心理疏导，缓解情绪压力。

四、重点疾病知识

异位妊娠（ectopic pregnancy）俗称宫外孕，是指受精卵在宫腔以外的地方着床。最常见的类型是输卵管妊娠，占所有异位妊娠的 95%，而其他较为罕见的类型包括卵巢妊娠、腹腔妊娠、宫颈妊娠及子宫阔韧带妊娠等。异位妊娠是妇产科常见的急腹症，其发病率为 2%~3%，也是导致妊娠早期孕妇死亡的一个主要原因。在妊娠早期对异位妊娠进行管理至关重要。

（一）在异位妊娠和流产诊断及初步管理的过程中，妊娠早期的评估管理

1. 组织区域性服务，为患有早期妊娠并发症的女性提供每周 7 天的早期妊娠评估管理服务。
2. 早期妊娠评估服务应由具有诊断和护理能力的医疗专业人员提供，专门负责对

出现早期妊娠疼痛或出血的女性进行护理管理。

3. 提供超声检查服务，同时对血 hCG 水平进行评估管理。

4. 医疗专业人员应该进行敏感沟通和传达不利消息方面的专业培训。

5. 对于经历反复流产、既往宫外孕或葡萄胎妊娠的女性，早期妊娠评估服务应支持她们的自我转诊。自我转诊至早期妊娠评估服务是临床实践中的一种常见做法。对于出现疼痛和（或）出血症状的其他患者，她们应先由医疗专业人员（如医生助产士或护士等）进行初步评估。

（二）在异位妊娠和流产的诊断及初步管理的过程中，输卵管妊娠的管理

1. 对于早期、无症状的输卵管妊娠患者，医生可考虑期待治疗，并密切随访。

2. 如患者符合输卵管妊娠诊疗标准，建议采用单药双剂量的甲氨蝶呤方案进行保守治疗。

3. 在适宜的情况下，医生在进行手术治疗时应优先考虑微创方法。

4. 在决定是否进行输卵管切除术或输卵管切开术时，需综合考虑患者状况及外科医生的专业判断。若对侧输卵管功能正常，目前尚无充分证据支持在输卵管切除术中保留输卵管切开术的保守做法。

（三）在异位妊娠和流产的诊断及初步管理的过程中，卵巢妊娠的管理

1. 对于合适的患者，临床医生可以考虑使用甲氨蝶呤方案进行保守治疗。

2. 在临床情况合适时，医生可以行腹腔镜下卵巢楔形切除术，代替传统的卵巢切除术。

病例 2　卵巢囊肿蒂扭转

一、病史汇报

现病史：患者女性，7 岁 1 个月。因"间断性下腹疼痛 1⁺月，加重 1 天"入院。患者 1⁺月前出现间断性下腹疼痛，1 天前腹痛加重，难以忍受，伴恶心、呕吐，呕吐物为胃内容物，疼痛不能自行缓解，无发热、血尿等不适。

既往史：一般情况良好，既往有支气管炎病史，近 1 年未发作。无病毒性肝炎、结核或其他传染病史，无过敏史、外伤史、手术史、输血史，无其他特殊病史。

辅助检查：CT 检查示盆腔内见一囊实性占位，大小约 5.0cm×6.0cm×5.4cm，囊壁稍厚，内见少许片絮状实性成分，右侧盆壁旁见一混杂密度团片影，大小约 2.3cm×2.4cm×2.0cm。实验室检查无异常，妇科肿瘤标志物阴性。

入院诊断：盆腔囊肿蒂扭转（?）。

手术方式：全麻经脐单孔腹腔镜下右输卵管卵巢切除术。

术后诊断：右侧卵巢囊肿蒂扭转；右侧卵巢及输卵管缺血性坏死。

病程摘要：术中见子宫前位。右侧卵巢增大，直径约 8cm，表面色黑，质脆，未见正常卵巢组织，右侧卵巢漏斗血管逆时针扭转四圈半，扭紧。右侧输卵管被右侧卵巢血管挟裹、扭转、色黑，肿胀增粗约 3cm。左侧卵巢及输卵管外观无明显异常。术中行右侧卵巢复位后，观察数分钟，右侧卵巢及输卵管均未恢复血供，考虑右侧卵巢完全坏死，无正常组织保留。与家属沟通后，行附件切除术。冰冻切片病理学检查示右卵巢囊肿，为良性囊性病变伴广泛出血。手术顺利，术中留置尿管 1 根，尿色淡黄，尿管通畅。术毕患者生命体征平稳，返回病房，予一级护理、心电监护、补液治疗、术流饮食。术后第 1 天：患者腹部切口敷料干燥，切口对合良好，无红肿、渗血、渗液，肠鸣正常，肠蠕动恢复，肛门已排气，改术流饮食为流质饮食，停心电监护，改一级护理为二级护理，拔除尿管，小便自解通畅。术后第 2 天：患者一般情况可。复查血常规及电解质未见异常，予半流质饮食。术后第 3 天：患者生命体征平稳，予以出院。

二、护理查房要点

（一）护理问题

1. 疼痛：与疾病及手术创伤有关。

2. 焦虑恐惧：与环境改变、害怕手术有关。

3. 有跌倒、坠床的风险：与术后留置尿管、输液管道有关。

4. 潜在并发症：感染，与手术切口、留置尿管有关。

5. 知识缺乏：患者年龄小、接受能力有限有关。

（二）护理目标

1. 生命体征平稳。

2. 患者疼痛减轻。

3. 患者焦虑、恐惧缓解。

4. 无跌倒坠床发生。

5. 无感染发生。

6. 家属了解疾病相关知识。

（三）护理措施

1. 生命体征监测：密切监测生命体征，包括体温、脉搏、呼吸、血压、血氧饱和度等变化。如有异常及时报告医生，遵医嘱进行对症处理。

2. 疼痛：密切观察患者疼痛的部位、性质、程度、持续时间及伴随症状，如恶心、呕吐等，使用疼痛评估工具（如面部表情分级评分法等）对疼痛进行量化评估。协助患者取舒适体位（如半卧位等），减轻腹壁张力，缓解疼痛。必要时，遵医嘱给予镇痛药，并观察用药后的反应。同时通过听音乐、讲故事等转移患者注意力。

3. 防跌倒坠床：使用符合标准的安全床具，确保床栏高度不低于60cm、床栏缝隙不大于7cm，防止低龄患者发生意外。对患者及其家属进行防跌倒安全教育，包括如何使用床栏、如何在湿滑地面慢行等。

4. 预防感染：密切观察患者体温变化，如有发热等，遵医嘱合理用药（如退热药、抗生素等）。落实无菌操作原则，密切观察手术切口有无渗血、渗液，保持切口敷料清洁干燥，避免弄湿或污染伤口，如发现伤口存在红肿、疼痛、渗血、渗液等异常情况，立即进行处理。保持尿管清洁通畅，妥善固定，每天清洗会阴及尿管1~2次，观察尿液的颜色、量，预防尿路感染。

5. 饮食护理：术后禁食6小时，然后根据患者病情恢复情况可给予少量流质饮食（如米汤、稀粥等），逐渐过渡到半流质饮食、软食，直至正常饮食。鼓励患者进食高蛋白质、易消化、富含维生素和膳食纤维的食物，保持大便通畅。

6. 活动与休息：鼓励患者术后早期在床上进行翻身、四肢活动等，以促进血液循环，防止下肢深静脉血栓形成，但注意避免剧烈运动和过度劳累，以免影响切口愈合，保证充足睡眠与休息，促进康复。

7. 心理护理：关注患者的心理状态，给予足够的关爱和支持，帮助患者缓解紧张焦虑情绪。评估家属对疾病的认知程度和心理状态，向家属介绍疾病的相关知识、手术的必要性和安全性。

8. 健康教育：术后定期复查，监测卵巢囊肿的恢复情况。在日常生活中，家属应密切关注患者有无腹痛、腹胀等相关自觉症状，如有异常，立即就医。

三、病例讨论

问题：低龄患儿围术期如何管理疼痛？

低龄患儿围术期疼痛管理是确保手术顺利进行及促进术后快速康复的重要环节。以下是常见的低龄患儿疼痛管理方法。

（一）疼痛评估

1. 选择合适、准确的评估工具：根据患儿的年龄和认知水平选择合适的疼痛评估工具，如面部表情分级评分法常用于 4 岁及以上患儿，FLACC 评分法适用于 1~18 岁患儿术后疼痛评估。

2. 实时评估：疼痛评估应贯穿围术期全程，包括术前、术中和术后，以便及时调整治疗方案。建议术后每天疼痛评估至少 3 次，直至患儿出院。

（二）非药物治疗

1. 心理指导：通过术前教育、心理疏导等方式缓解患儿的焦虑和恐惧。使用视频、宣传册等形式向患儿及其家长解释疼痛管理方法。

2. 物理方法：如冷敷、热敷、按摩等，可减轻局部疼痛。

（三）药物治疗

1. 局部麻醉药物：如左旋丁哌卡因、罗哌卡因，主要用于手术切口局部浸润、区域神经丛和外周神经干的阻滞。

2. 非甾体类抗炎药：常用于轻至中度疼痛，如对乙酰氨基酚。对乙酰氨基酚可通过口服、静脉或直肠给药，但不推荐用于 3 个月以下的婴儿。

3. 阿片类药物：用于中至重度疼痛管理，使用阿片类药物时需要特别注意其潜在的不良反应，如恶心、呕吐和呼吸抑制。弱阿片类药物（如可待因、曲马朵）可与非甾体类抗炎药联合使用。

4. 辅助药物：如氯胺酮，可作为辅助镇痛药，减少阿片类药物的需求。

（四）个体化镇痛方案

根据儿童的年龄、体重以及手术的类型和严重程度，制订个体化的镇痛方案。鼓励家长和患儿参与镇痛方案的制订，以确保镇痛效果的最佳化和不良反应的最小化。

（五）注意事项

1. 在使用任何镇痛药时，应注意监测患儿的生命体征，特别是呼吸和心率。

2. 家长和患儿应接受关于药物使用的教育和监测，以确保安全使用镇痛药。

通过综合应用上述方法，可以有效地管理儿童围术期的疼痛，帮助他们更快地恢复和减少术后不适。

四、疾病重点知识

附件扭转（adnexal torsion，AT）是妇科常见急腹症之一，可发生于女性一生中任何时期，以育龄女性发病率最高，其次为儿童期和青春期女性，绝经后女性罕见。儿童附件扭转症状与成人相似，最常见病因是生理性卵巢囊肿和畸胎瘤，恶性卵巢肿瘤扭转罕见。与成人附件扭转不同的是，46%的儿童患者仅为附件扭转而不合并附件病理性改变。由于儿童子宫相对较小，输卵管系膜、卵巢固有韧带相对较长，当剧烈运动、体位或腹压变化时正常附件可发生扭转。

研究发现，附件扭转主要发生于右侧，卵巢韧带延长可能与附件扭转发生有关。不合并附件占位性病变者，手术治疗同时可考虑附件固定术。无附件区占位性病变的儿童附件扭转患者多表现为盆腔积液，扭转超过 360°的比例更高。研究证实，在无附件区占位性病变的儿童患者中，卵巢体积比（OVR，即患侧卵巢与健侧卵巢体积比）>2.5时，其预测附件扭转的灵敏度为 100%、特异度为 94%。但儿童患者手术治疗延迟更常见，更易出现卵巢缺血性坏死。

腹腔镜手术是儿童附件扭转的首选治疗方式。儿童一旦疑诊附件扭转，应积极行诊断性腹腔镜检查，不合并附件占位性病变且先天性卵巢韧带过长、反复扭转或无明确扭转原因者，建议行附件固定术；合并附件囊肿的附件扭转，依据病变情况选择同期或延迟择期卵巢囊肿切除术，做到最大程度、最大可能保护卵巢功能。

参考文献

［1］中国优生科学协会肿瘤生殖学分会，中国优生科学协会女性生殖道疾病诊治分会. 附件扭转治疗的专家共识［J］. 中国实用妇科与产科杂志，2024，40（8）：826-831.

［2］Tamir-Yaniv R，Schonmann R，Agizim R，et al. Correlation between the length of ovarian ligament and ovarian torsion：A prospective study［J］. Gynecol Obstet Invest，2019，84（1）：45-49.

［3］Karaca S Y，İleri A. Ovarian torsion in adolescents with and without ovarian mass：A cross-sectional study［J］. J Pediatr Adolesc Gynecol，2021，34（6）：857-861.

病例3　卵巢囊肿破裂

一、病史汇报

现病史：患者女性，25岁。因"下腹痛20$^+$小时，加重10$^+$小时"入院。患者无恶心、呕吐，无肛门坠胀，活动或行走后腹痛稍加重。患者平素月经规律，经期3~5天，月经周期30$^+$天，重度痛经，需口服布洛芬镇痛，经量正常。

既往史：一般情况良好，无病毒性肝炎、结核或其他传染病史，无手术史、输血史、过敏史等。

婚育史：未婚未育，家人体健。初次性生活年龄24岁。顺产次数0，流产次数0，剖宫产次数0，宫外孕次数0，使用避孕套避孕。

辅助检查：阴道彩超示子宫前位，宫体前后径3.0cm，内膜厚0.65cm（单层），肌壁回声均匀，未探及明显异常血流信号。左附件区查见大小5.7cm×4.1cm×4.7cm的囊性占位，部分囊内充满细弱点状回声，部分囊液不清亮，囊壁探及少许点状血流信号，盆腔查见游离液性暗区，最深约4.1cm。

专科查体：未婚未产式。外阴发育正常。阴道通畅，无畸形，黏膜色泽正常，分泌物多，白色稀糊样，无异味。宫体前位，形态大小正常，质中，表面光滑，压痛。左附件压痛，扪及约6cm×5cm包块，右附件未触及异常。

入院诊断：左卵巢蒂扭转（?）；卵巢囊肿破裂（?）。

手术方式：全麻下经腹左卵巢囊肿剥除术、肠粘连松解术、单孔腹腔镜检查。

术后诊断：左卵巢子宫内膜囊肿破裂；左卵巢巧克力样囊肿。

病程摘要：术中单孔腹腔镜下见盆腹腔、肠管表面见陈旧性、暗褐色黏稠物质约100mL，乙状结肠系膜与左侧附件及左盆侧壁广泛致密粘连，遮挡术野，予中转开腹手术。盆腔、腹膜及左附件广泛充血水肿，直肠与子宫后壁下段、左附件致密粘连，封闭子宫直肠凹陷。松解粘连后创面渗血明显，予电凝、缝扎止血。左卵巢增大，其内可见一大小约5cm×5cm×4cm囊肿，囊肿与左侧输尿管粘连，囊肿内含巧克力样囊液，质地黏稠。左输卵管、左卵巢、右输卵管外观无明显异常。术中冰冻切片病理学检查示＜左卵巢囊肿＞宫内膜囊肿，另见黄体。术中失血量700mL，输入红细胞2U，输血顺利，无输血不良反应。术中留置引流管2根、尿管1根。术毕患者生命体征平稳，予一级护理、术流饮食，按计划补液，补充电解质，予头孢美唑抗感染治疗。术后第1天：患者生命体征平稳，复查血红蛋白117g/L，负压引流淡血性液体右内1mL、右外1mL，肠鸣弱，肛门未排气，尿管通畅，尿色淡黄，停一级护理、心电监护。患者肠蠕动尚未恢复，继续补充能量、水、电解质，予头孢美唑抗感染治疗，予超声理疗及薄荷水口服，促进胃肠功能恢复，指导患者床上翻身活动，予气压治疗预防下肢深静脉血栓。术后第

2 天：患者一般情况可，负压引流淡血性液体右内 22mL、右外 20mL，肛门已排气，肠蠕动已恢复，流质饮食，停尿管，小便自解通畅。术后第 3 天：患者生命体征平稳，腹部敷料清洁干燥，切口无渗血渗液，拔出负压引流，半流质饮食，指导下床活动。术后第 4 天：患者生命体征平稳，予以出院。

二、护理查房要点

（一）护理问题

1. 疼痛：与囊肿内容物刺激腹膜有关。
2. 潜在并发症：出血性休克，与囊肿破裂出血有关。
3. 潜在并发症：有感染风险，与腹腔与囊肿内容物接触、手术伤口有关。
4. 活动无耐力：与手术创伤、术后疼痛有关。
5. 焦虑、恐惧：与疼痛、担心疾病预后和对生育功能的影响有关。
6. 知识缺乏：对疾病知识不了解。

（二）护理目标

1. 患者疼痛缓解。
2. 维持生命体征稳定。
3. 预防感染。
4. 患者焦虑、恐惧情绪缓解。
5. 患者了解疾病相关知识。
6. 促进康复。

（三）护理措施

1. 生命体征监测：密切观察患者的生命体征，包括血压、心率、呼吸、体温等，每 30 分钟至 1 小时测量 1 次，若出现血压下降、心率加快等情况，可能是腹腔内出血过多导致休克，要立即通知医生。

2. 疼痛护理：采用标准的评估工具（如数字分级评分法等）评估患者疼痛的程度、部位、性质等，为医生提供准确信息。若疼痛较轻，可通过转移患者注意力方式缓解。若疼痛较严重，遵医嘱使用镇痛药，并观察记录用药后的反应。

3. 预防感染：加强个人卫生，保持切口清洁干燥。观察切口有无渗血、渗液，避免切口接触水。如发现切口红肿、渗液或患者出现发热，应向医生汇报并协助处理。注意保持患者会阴部清洁，每天进行会阴部清洁护理，防止尿路感染。

4. 管道护理：保持负压引流管通畅，避免弯折、堵塞。观察、记录引流液的颜色、量和性状，并做好记录。每天清洁会阴部及尿管，避免弯折、堵塞，尿袋保持膀胱以下，避免尿液逆流引起感染。

5. 饮食护理：术后 6 小时禁食禁水，待患者胃肠功能恢复后，逐渐过渡到半流质饮食，最后恢复正常饮食。给予清淡、易消化，富含蛋白质、维生素等营养成分的食物，促进患者康复。

6. 活动与休息：指导患者早期活动，可进行床上翻身等轻微活动，之后逐渐增加下床活动时间，以预防深静脉血栓形成和压疮。指导患者保证充足的睡眠，促进康复。

7. 心理护理：主动与患者沟通交流，了解其心理状态。卵巢囊肿破裂可能会使患者产生焦虑、恐惧情绪，尤其是担心对生育功能的影响。向患者讲解疾病的相关知识、治疗方法和预后情况，帮助患者树立战胜疾病的信心。

三、病例讨论

问题：卵巢囊肿破裂的原因有哪些？

（一）内在因素

1. 囊肿过大时，其内部压力增加，可能导致破裂。

2. 单纯性囊肿囊壁本身就比较薄，囊内液体量不断增加、张力增大，最终导致破裂。

3. 巧克力囊肿（子宫内膜异位囊肿）内部含有陈旧性血液，质地黏稠，当囊肿内部压力突然变化时，如月经来潮期间，压力增加，导致囊肿破裂。

4. 黄体囊肿：在排卵后黄体形成过程中出现的囊肿，其内部结构较为疏松，因激素水平的变化而增大，导致囊肿破裂。

5. 受月经周期影响，卵巢内激素水平波动，影响囊肿内部压力。例如，排卵期卵巢压力相对较高，此时囊肿破裂的风险增加。

6. 激素水平异常：如多囊卵巢综合征会导致卵巢内激素水平失衡，使囊肿生长速度加快，压力升高，增加卵巢囊肿破裂的可能性。

（二）外在因素

1. 腹部外伤，如车祸、被重物撞击等，卵巢囊肿可能会受到直接的冲击而破裂。

2. 剧烈运动，如跑步、跳跃等，会使腹部肌肉收缩，增加腹压。

3. 性生活中运动剧烈，盆腔内的压力会有所增加，可能导致卵巢囊肿破裂。

4. 长时间从事重体力劳动，如搬运重物等，会使腹压持续处于较高水平，增加卵巢囊肿破裂的风险。

（三）其他因素

1. 当卵巢囊肿发生感染时，囊肿内部会出现炎症反应，导致囊壁变薄、压力升高。

2. 卵巢囊肿发生扭转，使得囊肿缺血性坏死，引发破裂。

3. 恶性囊肿侵袭性生长也可能引发破裂。

四、疾病重点知识

卵巢囊肿是妇科常见的疾病，可发生于女性任何年龄段，育龄更为多见。大多数卵巢囊肿为良性，除非出现扭转或破裂等急腹症情况，通常不会表现出特异性症状。一些功能性卵巢囊肿可能伴有月经紊乱和腹部不适等症状，这些症状多数会随着囊肿的自然消退而消失。对于表现出明显症状，或被诊断为"性质不确定"或"恶性可能性"的卵巢囊肿，通常需要采取手术治疗。处理卵巢囊肿时，应综合考虑患者的年龄、家族病史、生育需求以及相关的辅助检查结果。

在保守治疗过程中，需要监测以下方面：①生命体征。②出血情况：超声显示盆腔积液较少，无血压下降或休克等现象。③腹痛变化：患者急性腹痛症状通常在囊肿破裂24小时后缓解，若腹痛无明显缓解或加重，则可能是病情恶化的迹象。④血常规监测：血红蛋白的持续下降提示可能存在较多腹腔出血，需及时手术；若白细胞升高，则应给予抗生素以预防感染。⑤超声和 CT 检查：若腹腔内积血无明显变化或减少，可继续观察。

手术治疗适用于以下情况：①生命体征不稳定，出现休克症状。②血红蛋白浓度持续下降。③保守治疗失败，如在保守治疗过程中腹痛加剧、腹腔内出血增多或生命体征不稳定。④临床病情稳定，但合并其他需要手术的情况（如输卵管积水、输卵管绝育等），可考虑同时进行手术。

根据指南建议，绝经前直径＜10cm 及绝经后直径＜5cm 的无症状卵巢囊肿可保守观察。绝经后直径≥5cm 的卵巢囊肿、有肿瘤家族史的患者，建议进行 MRI 检查或考虑手术治疗。推荐绝经前良性卵巢囊肿行囊肿剥除术，绝经后行附件切除术及对侧输卵管机会性切除术。对于有生育需求的患者，治疗方式应基于保护卵巢功能的考虑。对于卵巢囊肿蒂扭转，建议尽早手术，并在术中尽可能保留正常卵巢组织，即使卵巢外观变黑，也不推荐进行卵巢切除术。

参考文献

［1］中华预防医学会生殖健康分会，中华医学会科学普及分会．卵巢黄体破裂诊治中国专家共识（2024 年版）［J］．中国实用妇科与产科杂志，2024，40（5）：535－540．

［2］中国医师协会妇产科医师分会妇科肿瘤学组．卵巢囊肿诊治中国专家共识（2022 年版）［J］．中国实用妇科与产科杂志，2022，38（8）：814－819．